耳と脳
臨床聴覚コミュニケーション学試論

中川 雅文 著

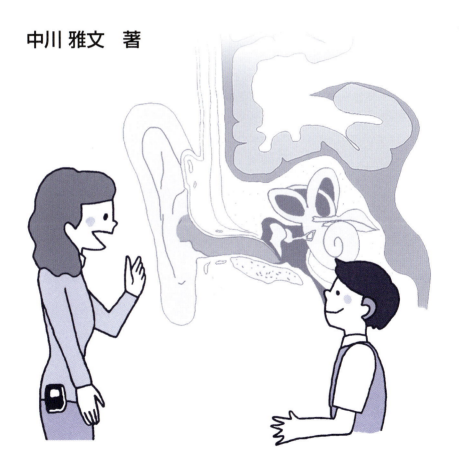

医歯薬出版株式会社

執筆者

● 本文執筆

中川雅文（国際医療福祉大学教授　耳鼻咽喉科）
なかがわまさふみ

● 推薦のことば執筆

川崎聡大（東北大学大学院准教授 教育学研究科 人間発達臨床科学講座 発達障害学）
かわさきあきひろ

● イラスト
はるかーる

This book was originally published in Japanese under the title of :

MIMI TO NO
RINSYOCHOKAKU KOMYUNIKESYONGAKU SHIRON
(Ear and Brain — Essay on clinical audiology communication theory —)

NAKAGAWA, Masafumi
Professor
Department of Otolaryngology
International University of Health and Welfare

© 2015　1st ed.
ISHIYAKU PUBLISHERS, INC.
　7-10, Honkomagome 1 chome, Bunkyo-ku,
　Tokyo 113-8612, Japan

推薦のことば

　「根拠に基づいた医療」（EBM），「根拠に基づいた療育・訓練」（EBP）の視点で構成された専門書は巷にあふれている．本書の方向性は「根拠に基づいた方法論の選択とそのために必要な思考力，そしてその思考力を支えるための知識」の視点で全章が構成されており，巷にあふれる専門書とこの点で大きく異なる（と私は見ている）．さらに「当たり前」と捉えられた事象にも敢えて疑問を持つ姿勢が貫かれている．「専門職が発揮すべき専門性は何に向けられるべきか」を考えさせられる本である．

　医療従事者の現状を鑑みれば言語聴覚士国家試験の合格率は70％程度と他の療法士に比して厳しい．その結果，養成段階では応用力よりも国家試験に合格するための知識の習得に重きが置かれてしまっている．現場でも昨今の障害の多様性に伴い医療従事者に多くの「引き出し」が求められる現状にあることから，言語聴覚士自身も即時的に結果が見えやすい定型化された方法論に安易に走りやすい傾向にある．

　本来の医療従事者の存在意義は生命予後を改善するだけでなく対象児・者の「しあわせ」に資するために個々のニーズに応じて生活の質の向上に資する（機能的予後の向上）にあることは言うまでもない．目の前にいる我々がサービスを提供する対象児・者は一人ひとり症候もニーズも千差万別であり，本来「全ての事象に疑問を持つ観察眼」や「既存知識を如何に応用して運用していくか」といった資質が医療従事者に必要とされるが，知識習得やHow to重視となっている現状では，戦略的なケアを考える余裕も資質も育ちにくいのが実情である．

　この本はそういった現状に一石を投じ，本来の医療従事者のあるべき姿（原点）に立ち返って「オーダーメイドの医療や療育」を目指すために我々に必要な視点や示唆を多く与えてくれているように思われる．

　第1章では一般的な聴器の解剖と生理について述べられている．例えば，耳介や外耳道の構造に関して，我々が昔「聴覚障害学」で学習したテキストでの記載は構造と神経支配の数行にすぎない．正直なところ試験後に再び読まれることはなかった．一方，本章では単なる器官の説明はむしろ副次的となっている．耳介構造が実際に聞こえに与える影響，外耳道形状と特定周波数の増幅と加齢との関係といったゴールである「聞こえ」機能から必要な知見をわかりやすく解説することに力点が置かれている．さらに多くの専門家に些細な当たり前の事象に注意と疑問を向けさせるような仕掛けが丁寧になされている．例えば私が興味を持ったのは「鼓膜張筋やアブミ骨筋が

発声準備電位に連動する」といった記載である．「発話の流暢性を維持するうえで聴覚の役割が・・・・」なんて自分の専門に照らし合わせて考えながら読ませていただいた．専門家には是非ただ読むだけではなく「自分ならどう考えるか，どう理解するか」を想定し，思考力を使いながら読んでいただきたい．

　第2章では，脳科学の観点から高次脳機能としての「聞こえ」について主に語音認知に至るまでの聴覚情報処理を古典的，非古典的の二重経路モデルで説明している．注目すべき点は，聞こえにおける周波数分解能だけでなく時間遷移とプロソディの関係について言及し，言語やコミュニケーションスキルに与える影響を示し重要視したことにある．聴覚の現場でもその重要性はわかっていながらもスキルとの関係性を明確に示したものは決して多くない．また，第一言語として習得する言語の音素・音韻特異性が聴覚（聴能）に与える影響をわかりやすく示している．

　第3章ではコミュニケーションの基礎について述べられているが，記載されている事項は，おそらく医療従事者であれば最低限度抑えておくべき事柄といえる（この章を読まれた後に司馬遼太郎の『おお，大砲』を読んでみるとよい）．また，若手の言語聴覚士には日本語の特徴と英語の相違，それが聞こえに及ぼす影響について是非知っておいていただきたい．本章では言語モダリティの各側面に聞こえが及ぼす影響とまでは踏み込んでおらず，統語や語用と「聞こえ」の関連性について十分な記載がなく「聞こえと音韻論」の段階にとどまっていること，また前言語期の非言語的コミュニケーションが音声言語に移行するプロセスについて言及されていない点は残念である．手話を一つの言語として捉えれば，その成立（獲得）過程についても著者のご意見を是非伺いたかったところである．

　第4章，第5章はまさに著者の本領発揮というべき章であろう．第4章では言語習得期前難聴についてわかりやすく類型して述べられており．遺伝カウンセリングについても難聴だけでなく，広く医療従事者として最低限度知っておくべき事項について触れられている．第5章では二次的な抑うつや耳鳴と感覚入力の関連性など最新の知見がふんだんに盛り込まれている．

　最後に，耳鼻科の医師のなかには「言語聴覚士は聴覚に関連することに特化し言語や高次脳に手を伸ばすべきではない」，「言語発達はあくまで聴能改善の従属変数」といった考えを持った先生もいまだ決して少なくない．そのなかで聴覚を専門領域とする著者による本書を通じて生涯発達の観点から「聞こえ」について考えることができたことは，私にとって貴重な経験となった．医療従事者にはただ知識享受型の専門書として読むのではなく，是非自分なりの視点を持って読んでいただきたい．

全編を通じて興味深い複数の事象について独特の視点での記載や独特の専門用語の使用がなされており，神経心理の専門家には正直違和感を持つ方もおられるであろう．そういった方は自分の仮説を持ったうえで是非批判的に読み進めてみるのも一興ではないだろうか．おそらく著者である中川先生は皆さんと前向きに意見を戦わせることを心待ちにしているはずであるから．

　2015年5月

川崎　聡大

はじめに

　『平成26年版高齢社会白書』(内閣府)は，日本人口の25.1％がすでに65歳以上と報告している．『平成26年版少子化社会対策白書』(内閣府)は，出生数が1991年以降おだやかな減少傾向にあって，平成60年に日本の人口は1億人を割ると推定している．日本は，少子高齢化人口減少社会といういずれの先進国も過去に経験したことのない課題に直面している．

　少子高齢化人口減少社会であっても，持続的に成長可能な社会を維持していくためには，すべての高齢者は健康長寿であり，生涯現役であることが求められる．少ない子どもたちのすべてに社会の担い手としての将来の活躍が期待される．高齢者の認知機能を高いレベルに保持すること，子どもたちをより賢く育むことは，この国の課題といえる．

　認知とは，末梢受容器において受容された感覚情報を中枢の情報処理系において，検知・選択・判断する作業である．「聞く」を「聴く」に変換し，「話す」という表出行動に至る一連のプロセスである．人と人がお互いにキャッチボールするように相手の発信した情報を受容し，それに対してレスポンスする，その繰り返しがコミュニケーションである．正常な認知機能あるいは賢い脳を育むために，「耳と脳」の機能について言語聴覚士や耳鼻咽喉科医は深い知識をもっておく必要がある．

　本書は包括的ケアの担い手である言語聴覚士およびコミュニケーション医学に関わる専門家や学生を対象に，筆者のつたない臨床経験や脳機能画像研究に関わって学び得た知見をもとに「臨床聴覚コミュニケーション学(試論)」として書き下ろしたものである．ヒトの「耳と脳」の構造と働きについて学び，「聞こえ」と「聴こえ」という視点から聴覚の発達や生理について，脳科学的視点も交えながら論考していく．健聴者の耳からの学びのメカニズムを学ぶことを通じて，聴覚障害者の抱える学び上の課題「個性」について考察を深めてみたい．さらに医療者が見逃しがちな聴覚障害者の抱えている文化的あるいは社会的な側面や遺伝診断が及ぼす社会心理的不安という課題にも踏み込む．

　筆者は常々，医療という概念は「医学プラスα」として医学よりも上位の概念として実践されなければならないと考えている．

アクセシビリティが担保され，包括的・継続性が担保され，かつ文脈を踏まえたケアなしにクライエントの最大利益は生まれない．それゆえのチーム医療・多職種連携であるが，こと聴覚障害のケアにおいて，それが実現しているかと問われるとはなはだ心許ないものがある．ケアの実践において言語聴覚士は様々に重要な役割が求められている．そしてそうした立場から最新医学の実践者である耳鼻咽喉科医と連携を深めていかなければならない．クライエント本位のシームレスで質の高いケアの実現にはそうした視点が欠かせない．

本書を通じて読者に脳科学がもたらした新しい考え方，我々が見落としがちな社会医学的問題に対して気づきをもたらすことに成功していたならば幸いである．

2015年春

中川　雅文

CONTENTS

- 推薦のことば················川崎聡大 III
- はじめに·································VII
- 目次····································IX

第1章 聴器（外耳・中耳・内耳）の解剖と生理 ·············· 1

耳の構造 ········· 1

外耳 ············· 1
1. 耳介 ········· 1
2. 発生 ········· 3
3. 外耳道 ······· 4
   1) 外耳道共鳴 ········ 4
   2) 実耳特性による評価の意義 ···· 7

中耳 ············· 8
1. 概要 ········· 8
2. 鼓膜・耳小骨 ········ 9
3. 中耳・内耳における増幅 ······· 10

内耳 ············ 11
1. 概要 ········ 11
2. 蝸牛の構造 ········ 11
   1) 蝸牛における音の受容 ······· 11
   2) OHCによる機械的な増幅（耳音響放射） ········ 12
   3) TEOAE（transient evoked oto-acoustic emission；誘発耳音響放射） ········ 13
   4) 内耳伝音系 ········ 15

ヒトの声や聞こえはどのように規定されているのか？ ········ 17

第2章 脳と聴覚経路―脳科学の進歩を踏まえて ·············· 21

聞くと聴く ········ 21

聴覚の伝導路～古典的聴覚路と非古典的聴覚路～ ········ 26
1. 古典的聴覚路 ········ 27
2. 非古典的聴覚路 ········ 27

脳とことばの学習 ········ 29
1. はじめに ········ 29
2. ことばの獲得 ········ 32
3. 音の選択 ········ 33
4. 胎生期におけることばの学習 ········ 34
5. 出生後からのことばの獲得様式 ········ 35
6. 新生児期におけることばの発達 ········ 39
7. 幼児期のことばの発達 ········ 40
8. 学童期以降のことばの学習 ········ 43

聴覚と他の感覚モダリティとの相互
　作用・・・・・・・・・・・・・・・・・・・・・・・・・・・46

トップダウンとボトムアップ処理・47
　❶認知プロセスの2つの様式・・・・・47
　❷母語学習，最初はボトムアップ・49
　❸プロソディ知覚・・・・・・・・・・・・・53
　❹トップダウンに必要な脳内処理資源
　　とは何か？・・・・・・・・・・・・・・・・54
　❺高齢者のトップダウン・・・・・・・55

ろう児と難聴児のことばの獲得・・・55
　1）健聴の両親から生まれた難聴児
　　の場合・・・・・・・・・・・・・・・・・・・56
　2）健聴の両親から生まれたろう児
　　の場合・・・・・・・・・・・・・・・・・・・57
　3）ろう者の両親から生まれたろう児
　　の場合・・・・・・・・・・・・・・・・・・・57
　4）ろう者の両親から生まれた健聴児
　　　・・・・・・・・・・・・・・・・・・・・・・・・・59
　❶聴覚皮質・・・・・・・・・・・・・・・・・・59

第3章　「聞こえ」，「聴こえ」の障害とコミュニケーション・・・・・・・61

コミュニケーションとは何か？・・・61
　❶現代社会におけるコミュニケーション
　　　・・・・・・・・・・・・・・・・・・・・・・・・・62

コミュニケーション能力を発揮する
　のに必要な要件・・・・・・・・・・・・・63
　❶コミュニケーション手段の変容・63
　❷言語的コミュニケーション能力・66
　❸非言語的コミュニケーション能力・66
　❹隠喩を理解する能力・・・・・・・・68
　❺異文化コミュニケーション能力・69
　❻論理的コミュニケーション能力・70
　　1）文化的側面・・・・・・・・・・・・・70
　　2）言語的構造上の課題・・・・・71
　　3）論理性を高めるためのソリュー

ション・・・・・・・・・・・・・・・・・・・・・・71
　❼共感的コミュニケーション能力・72
　❽聴くこと・・・・・・・・・・・・・・・・・・72
　❾傾聴力・・・・・・・・・・・・・・・・・・・73
　❿学習力（学ぶこと）・・・・・・・・・73
　⓫注意力・・・・・・・・・・・・・・・・・・・74

ろう者とのコミュニケーション・・・75
　1）筆談によるコミュニケーション
　　　・・・・・・・・・・・・・・・・・・・・・・・・・75
　2）読話によるコミュニケーション
　　　・・・・・・・・・・・・・・・・・・・・・・・・・75
　3）読話の困難さの要因・・・・・・・76
　4）手話・・・・・・・・・・・・・・・・・・・76

第4章　成長過程における聴覚障害・・・・・・・・77

先天性難聴・・・・・・・・・・・・・・・・・・・77
　❶遺伝性難聴・・・・・・・・・・・・・・・・77
　❷非遺伝性難聴・・・・・・・・・・・・・・78

　❸周産期の感染や障害に伴う難聴・79
　　1）サイトメガロウイルス感染症・79
　　2）先天性風疹症候群（congenital

rubella syndrome：CRS) ······ *80*
　3) 先天性梅毒 ··················· *80*
　4) 先天性トキソプラズマ感染症 ·· *81*
　5) 聴器毒性のある薬物の使用 ··· *81*
　6) 低出生体重児 ················· *82*
　7) 高ビリルビン血症 ············· *82*
　8) 新生児髄膜炎 ················· *83*
　9) 新生児仮死 ··················· *83*
　10) 人工呼吸器管理 ··············· *84*

遺伝診断と遺伝カウンセリング ··· *84*
　1 遺伝診断 ······················· *84*
　2 遺伝カウンセリング ············· *86*
　3 難聴に関する遺伝診断 ··········· *86*
　4 新生児聴覚スクリーニング ······· *88*

親の心のケア ························ *88*
　1 耳鼻咽喉科二次スクリーニングにおける留意事項 ······················· *88*
　2 難聴の診断がついて以降の対応 ··· *91*
　3 両親への説明時の留意点 ········· *92*

ベビー型補聴器と人工内耳 ········· *93*
　1 ベビー型補聴器 ················· *94*
　2 人工内耳 ······················· *94*

出生直後における脳の発達 ········ *96*

乳幼児期から学童期における聴覚障害 ································· *97*
　1) 耳垢栓塞 ····················· *97*
　2) 滲出性中耳炎 ················· *98*
　3) 小耳症・外耳道閉鎖（鎖耳）··· *98*
　4) 外傷性穿孔性中耳炎 ··········· *99*
　5) 先天性真珠腫性中耳炎 ········· *99*

　6) 先天性耳小骨奇形 ············ *100*
　7) スポーツによる音響外傷性難聴 ································· *100*

小児難聴の種類と学習との関連 ··· *100*
　1) 一側ろう ···················· *100*
　2) 小児高音急墜型難聴 ·········· *101*
　3) 低音障害型難聴 ·············· *102*
　4) 音過敏症・音恐怖症 ·········· *102*
　5) 聴覚情報処理障害（auditory processing disorder：APD）··· *103*

支援システムについて ············ *103*
　1 補聴器 ························· *103*
　2 補聴器の信号処理方式 ·········· *104*
　　1) アナログ補聴器 ············· *104*
　　2) デジタル補聴器 ············· *104*
　　3) 新しいタイプのデジタル補聴器 ································ *104*
　　4) オープンフィッティング ····· *105*
　　5) 外マイク式 ················· *105*
　　6) クロス補聴器システム ······· *106*
　3 補聴器以外の支援システム ······ *106*
　　1) 補聴器，人工内耳と一緒に使用する補聴システム ·············· *106*
　　2) スピーカによる補聴システム ·· *107*
　　3) 教室の音響 ················· *107*
　　4) 人工内耳 ··················· *108*

高齢者の聞こえと聴こえ ·········· *109*
　1) 加齢性難聴の病態 ············ *109*
　2) 二次的な問題（伝音機能）···· *110*
　3) 二次的な問題（認知，抑うつ）································· *111*
　4) 耳鳴と難聴 ················· *111*

5）うつと難聴・・・・・・・・・・・・・・112

家族の対応・・・・・・・・・・・・・・・・・115
1）家族の難聴に気がついたとき，どう対処すればいいか・・・・・115
2）家庭ができること・・・・・・・116
3）耳鼻咽喉科に相談するタイミング・・・・・・・・・・・・・・・・・・・116
4）認知症と難聴・・・・・・・・・・116

神経神話と可塑性・・・・・・・・・117
❶運動リハビリテーションと可塑性・・・・・・・・・・・・・・・・・・・・119
❷言語獲得・・・・・・・・・・・・・・120
❸聴覚の廃用・・・・・・・・・・・・121
1）検知情報の歪み・・・・・・・121
2）言語記憶の廃用・・・・・・・122
3）不適切な可塑性の発現・・・122

第5章　聴こえを保持するための戦略・・・・・125

高齢者が取り組むべきこと・我々が行うべき工夫・・・・・・・・125
❶いつまでもよい聴こえを保持するための戦略・・・・・・・・・・・・125
1）加齢に伴い耳介と軟骨部外耳道は下垂する・・・・・・・・・・・125
2）難聴を放置することはビジネスチャンスを放棄することかもしれない・・・・・・・・・・・・・・・・127
3）感覚相互作用を活用したコミュニケーションを図る・・・・・・127
❷高齢者とのコミュニケーションのとり方・・・・・・・・・・・・・・・130
コミュニケーションを成立させるためのテリトリーゾーンを確保する・・・・・・・・・・・・・・・・・・・130

乳幼児の特性と支援のあり方・・・135
❶家庭で取り組む課題・・・・・・・135
1）新生児期・乳幼児期の難聴児へどう働きかけるか・・・・・・・135

2）文法と生活・・・・・・・・・・・137
3）色彩に触れさせる・クレヨンを持たせる意味・・・・・・・・・・140
4）リトミックと聴覚・体性感覚統合・・・・・・・・・・・・・・・・・・・・141
5）楽器演奏と聴覚・体性感覚統合・・・・・・・・・・・・・・・・・・・・142
6）言語的優位脳を「創る」ことの意味・・・・・・・・・・・・・・・・・・143
7）褒めることの意味・・・・・・・143
❷医療者はいかに関わっていくべきか・・・・・・・・・・・・・・・・・・・・144
1）一般医の役割・・・・・・・・・144
2）耳鼻咽喉科医の役割・・・・・145
3）チーム医療としての補聴器診療・・・・・・・・・・・・・・・・・・・・146
4）補聴器相談医の役割・・・・・147
5）言語聴覚士の役割・・・・・・148
6）補聴器技能者・・・・・・・・・150

- ●おわりに ････････････････････････････････ *153*
- ●索引 ･･････････････････････････････････････ *156*

コラム

鼓膜所見とうつ（清水謙祐）･････ *113*

Note

乾いた耳垢と湿った耳垢 ･･･････ *3*
不適切にフィッティングされた補聴器は難聴を進行させうる！ ･････ *6*
SOAE（spontaneous oto-acoustic emission；自発耳音響放射）････ *13*
音が大きいと耳に痛みを感じるのはなぜ？ ････････････････････ *21*
パスバンド ････････････････ *22*
ナラティブ・セラピー ･･･････ *24*
トノトピー ････････････････ *25*
高いルート（連合皮質）で生じる情報処理 ････････････････ *30*
音韻ループ ････････････････ *45*
反転授業 ･･････････････････ *48*
ダイナミックサウンドフィールド（DSF）システムとインクルーシブ教育 ･･････････････････ *49*
音韻修復 ･･････････････････ *51*
顔細胞 ････････････････････ *52*

シミュラクラ現象 ････････････ *52*
プロソディ知覚 ･･････････････ *53*
ろう児の環境 ････････････････ *56*
蝸牛神経形成不全症（CND）････ *56*
日本手話と日本語対応手話 ･････ *58*
新生児マススクリーニング ･････ *85*
出生前診断が可能となり生じてきた課題（ダウン症の出生前診断の事例から）････････････････ *87*
鋭敏度（感度）と特異度 ･･････ *89*
聴者とろう者のコミュニケーションに必要なインフラ ･･････ *90*
手話という選択 ･･････････････ *95*
手話言語法制定の流れ ････････ *96*
テレビの最適な視聴距離 ･････ *119*
音過敏を訴える児への対処法･･･ *129*
難聴が発見された場合の対応の仕方 ････････････････････････ *138*
ヒトにおける利き手の意味 ･･･ *140*

第1章 聴器（外耳・中耳・内耳）の解剖と生理

 聴器の構造について理解することなしに「耳と脳」の関係を論じることは，はなはだ難しい．ここでは本書を読み進めるにあたって，必要最低限理解しておいていただきたい内容について記しておく．

耳の構造

 耳は，外耳，中耳，内耳の3つの部位に分類される．
 外耳は，耳介と外耳道から構成されており，中耳は，鼓膜，耳小骨，鼓室から成る．側頭骨内にある内耳には，「聞こえ」をつかさどる蝸牛と平衡機能をつかさどる半規管・前庭嚢がある．

外耳

1 耳介

 側頭部から左右対称に突起した複雑な襞をもつ袋状の皮膚と軟骨から成る器官が耳介である（図1）．ヒトの耳介は随意的に動かすことができないが，それでも前方向に向かって3～6dBの利得を得る集音機能を有している．また近年の補聴器の研究から耳介の内側にある凸凹なうねりが，精巧な風切り音抑制機能あるいは音源定位の精度を高める働きを有していることが明らかになっている．例えば，これまで耳かけ型補聴器のマイクロホンは耳介の上に，あるいは耳あな型は外耳道入口部に設置されてきた．屋外での補聴器使用においてしばしば問題となる環境ノイズである風切り音のマネジメントは補聴器のDSP（digital signal processor）技術の粋をもってしてもなかなか解決することができない課題であった．ところが耳甲介舟の中にマイクロホンを収めるだけで高度なDSPによる音声処理なしでも風切り音は容易に減弱させら

第1章　聴器（外耳・中耳・内耳）の解剖と生理

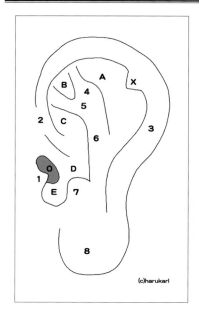

図1　耳介と各部位の名称
　1：耳珠，2：耳輪脚，3：耳輪，4：対耳輪上脚，5：対耳輪下脚，6：対耳輪，7：対耳珠，8：耳垂
　A：舟状窩，B：耳甲介舟，C：耳甲介，D：耳介結節，E：珠間切痕，X：ダーウィン結節，O：外耳道

れることが明らかになった．耳甲介舟の中にマイクロホンを置くスタイルの補聴器には，耳穴を塞いでしまう外マイク耳あな型と外耳道内がオープンとなるコンチャ型（その変形タイプも含む）の2つの形式がある．補聴器のCPU（central processing unit）の負担減は，低価格化，電池寿命の改善に寄与している．

　耳介はまた軟骨伝導という音の生成にも寄与している．耳介に到達した音響振動が耳介そのものを振動させることで生じる耳介軟骨伝導は，その音声信号を増幅するだけで十分に補聴器としての使用にも耐えられる．耳介はおよそ2,000Hz以下の音声振動を軟骨伝導にすることができる．例えば耳栓をしていても耳介軟骨伝導を介して音声言語を理解することは可能である．その技術を応用した携帯電話や補聴器（未発売）もある．耳介は，この複雑な構造によって3.3kHz以上の気導音の集音に優れている．

　また近年の音響学的研究では，このような複雑な耳介形状が耳周囲の空気の乱流，すなわち風切り音の減弱に大きく寄与していることがわかってきた．

　舟状窩，耳輪脚，耳珠などの名称が与えられている複雑な陥凹と隆起で構成される耳介であるが（図1），この複雑なくぼみと突出のおかげで頭部周囲に生じる空気の乱れによる風切り音などの不快な音が外耳道内へ到達する前に減弱されている[1,2]．

　ヒトの正面方向に対して開かれた耳介の形状は，聴覚情報を視器で捕捉される視覚刺激と統合させ情報処理するうえで有利である．耳介がある場合とない場合で比べる

と，音声信号は，ある場合の方が3～6dBの利得を生み出すことができる．

また耳介は一定の距離を置いて頭部左右に存在している．耳から見ると，頭部という非常に大きな構造物が遮蔽という効果を生み出している．この遮蔽物としての頭部が生み出す音響学的効果は，頭部陰影効果（頭部伝達関数）と呼ばれている．

左右の耳介の位置関係から頭の直径（約18cm）より短い波長の音は頭部で反射される．1,000Hzの音の秒速は20℃大気圧下で，340m/秒でその1/2波長は17cmであるから，1,000Hz以下の低周波数音は時間差で音源定位を行うことになる．また1,000～3,000Hzの音は頭部の遮蔽効果による音圧差が寄与していると考えられている．

Note 乾いた耳垢と湿った耳垢

耳垢は，乾燥した「こな耳」と湿った「アメ耳」がある．湿った耳垢の人は体臭が強い傾向があるといわれる（耳内のアポクリン腺が多いため）．湿性耳垢は高齢になると乾燥傾向が進みやすい．

耳垢の乾性／湿性の割合は人種によって差がある．湿性耳垢の割合は，北アジアで4～7%，ミクロネシアでは60～70%，白人は90%以上，黒人は99.5%になる．日本人の割合は約16%である．湿性耳垢は縄文人由来，乾性耳垢は弥生人由来とされている．このため弥生人の流入が及ばなかった北海道・沖縄に湿性耳垢が多いとする説がある．耳垢はアポクリン腺由来で湿性であることから，湿性耳垢が極度に少ない状態で外耳道の表皮の落屑を乾燥耳垢と見なしているだけで乾燥耳垢という定義のものは存在しないとする見解もある．

2 発生

耳の原基は，少なくとも中胚葉と外胚葉の2つの胚葉の相互作用から生じている．近年の遺伝子の研究から内胚葉も内耳の誘導開始に必要であることが明らかになっている．耳の原基は，胎生3か月時にはすでに外耳，中耳，内耳と呼ばれる構造物を形成し，胎生6か月時には機能的にもほぼ完成しているといわれる．

解剖学的構築物と神経系の関係は，遺伝子の発現によって臓器形成が誘導され，臓器形成に誘導されて神経ネットワークが完成していく．このことは遺伝的障害などによって標的となる臓器形成が行われなければ，標的を失った神経系はアポトーシス（シナプスの刈り込み）することを意味している（ヒトの神経系における可塑的な変化はこの段階においてはきわめてトロフィック[5]である）．臓器形成が正常に発現したとしても，標的臓器への適切な入力（それぞれの役割が与えられる）がなければ，シナプス効力は失われる．Auditory Neuropathy（蝸牛神経形成不全症，Cochlear Nerve

Deficiency）が遅発性に進行していく病態であることを考えると，遺伝的素因だけでなく感覚入力レベルの減少に起因するトロフィックな変化と捉えることも可能かもしれない．出生時の産声に母語の周波数スペクトルが有意に含まれているとする研究成果は，胎児期すでに母語学習が始まっていることを物語っている．

3 外耳道

　外耳道は，直径1cm，長さ2.5cm弱で鼓膜によって盲端となる管腔構造の器官である（図2）．耳介側から，耳介軟骨と続く軟骨部外耳道，次いで側頭骨で構成される骨部外耳道の2つの部位に分けることができる．外耳道は，耳介から軟骨部外耳道の境目と軟骨部外耳道と骨部外耳道の境目でそれぞれ大きくカーブする構造をとっている．それぞれ第1カーブ，第2カーブと呼称される．この曲がりは欧米人に比して日本人の屈曲は顕著で，耳鼻咽喉科診療において鼓膜を観察するためには，日本人（アジア人）の場合には，耳介を後上方にしっかりと牽引しないと鼓膜所見をとることができない．この屈曲は耳栓の浅在化の原因になりやすい．防音耳保護具としての耳栓が骨部外耳道まで充分に達していないと，軟骨導成分による音響エネルギーによってより大きな外耳道共鳴が生み出される．

1）外耳道共鳴

　耳介で捕捉された音響信号は，外耳道を経由して鼓膜へと到達する．
　外耳道は，ヒト成人で直径1cm，長さ3cm程度の一端が閉じた閉管である．
　幼児の場合には直径も長さも短い．外耳道のサイズは4歳くらいでほぼ成人と同じになり，加齢変化で再び変形していく．年齢とともに皮膚にしわが増え，重力にあらがえず皮膚は垂れ下がってくる．耳介・外耳道も同様に，加齢とともに形状を変化（下垂）させる．20歳代と80歳代では，耳介の付着位置が1.0～2.0cm程度下がる．耳介が下がることで，耳介軟骨の一部で構成されている軟骨部外耳道もその形状を変化させる．一般的に，片方が閉鎖している管腔構造にあっては，共鳴という現象が生じる．
　外耳道の最大共鳴周波数は，前述したように外耳道の形態が変化するため，年齢・世代ごとに変化する．新生児5,000～6,000Hz＞乳幼児3,500Hz＞成人2,500Hz＞高齢者の関係にある．
　高齢者の場合は耳介の形態変化に依存している．世代間で共通していることは共鳴周波数の個体差・ばらつきが大きいことである．一般的に高齢者の外耳道共鳴はさらに低い1,500Hz程度のところに共鳴周波数が来る場合がある．この共鳴周波数帯域での増幅は，最大で25dBもの効果が得られることもある．

■外耳

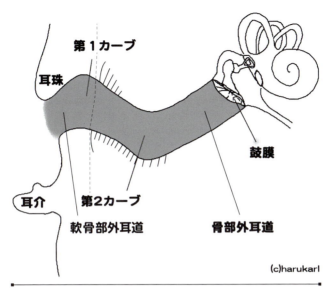

図2　外耳道の構造

　耳の断面イメージとして外耳道の構造を示す．図の上方が鼻側，下方が後頭部となる．図左側から，耳介，第1カーブ（軟骨部外耳道），第2カーブ（骨部外耳道）となる．外耳道の盲端は鼓膜によって形作られる．外耳道は耳介軟骨からつながる軟骨部外耳道と頭蓋骨の一部からなる骨部外耳道の2つに分類できる．耳介と軟骨部外耳道は，加齢とともに皮膚が垂れ下がるのと同様に下方へ下垂し，外耳道孔は偏平化していく．耳介から軟骨部外耳道で生じる外耳道の屈曲は第1カーブ，軟骨部と骨部に生じる屈曲は第2カーブと呼ばれる．耳介を後上方手前に引っぱることで，外耳道は真っ直ぐの形状になり，鼓膜所見をとりやすくなる．

　ヒトは，250〜4,000Hzの範囲の周波数の音を聴覚コミュニケーションに用いている．声帯から発せられる喉頭原音の基本周波数は100〜120Hzである．つまり聴覚コミュニケーションに用いている音声は喉頭原音を修飾した音が使われていることになる．

　喉頭原音の修飾は，主に鼻腔・口腔・咽頭腔で構成される管腔での共鳴，そして舌や口蓋などによる音響的修飾によって生み出される．これらの共鳴や音響的修飾によって生み出される倍音によって話声が構成されていることになる．

　ヒトの耳介と外耳道は，それらの音響解剖学的構造から1,500〜4,000Hzでの感度に優れているが，喉頭原音はこの聴器の音響学的性質に最適化した周波数帯域の音声を構音器官などによって生み出していることになる．聞き取れる周波数の音を音声

として発し利用しているのである．

> **Note 不適切にフィッティングされた補聴器は難聴を進行させうる！**
>
> 　補聴器は耳に耳かけ型補聴器のレシーバや耳栓を，あるいは小型の補聴器本体そのものを外耳道に挿入することで使用する．外耳道の密閉や接触は補聴器装用上の違和感の原因となりやすく，快適な装用感を実現するため，補聴器の耳栓部分には様々な工夫が行われている．
> 　外耳道の密閉に伴う耳閉塞感の改善には，通気孔としてのベント作製が一つの有用な手段である．しかし，ベント孔の作製は補聴器にとって最もやっかいな課題の一つであるハウリング（フィードバック）の原因にもなる．近年のデジタル信号処理の進歩は著しく，最新型の補聴器はこの問題を技術的に制御可能としている．
> 　フィードバックによる補聴器出力は，最大出力レベルに相当するから，フィードバックの多い補聴器を長時間使用することは難聴を悪化させる，補聴器による騒音性難聴を生み出す恐れがある．

　補聴器の利得は補聴器の音孔と鼓膜面との距離によって変化する．鼓膜面に近いほど音孔から出力された音の減衰を小さくできるから，利得の損失も軽減できる．その意味で，より効果的に利得を稼ぐためには deep fitting が基本となる．近年，耳かけ型補聴器において補聴器本体部ではなく耳栓部にマイクロホンをおく RIC（receiver in canal）タイプの補聴器や鼓膜面により近接した挿入を可能とした deep CIC（complete in the canal）または IIC（invisible in the canal）（例：Otolens，スターキー社製）などがある．実効利得の改善は補聴器の電池寿命にも寄与する．
　一般的に成人において，音孔位置が1cm深くなることで6dBの利得増が期待できる．
　裸耳での共鳴による増幅は25dB程度になる．補聴器装用は外耳道容積を小さくするため，共鳴周波数は裸耳より高い周波数にシフトすることになる．補聴器装用時の外耳道共鳴は個体差が大きく個別に実耳特性による評価が必要となる．実際に補聴器を装用した耳と特性器の2ccカプラでの計測値との比較でも2,500〜3,500Hz付近で25〜30dB近い増幅となることがある．
　110dB以上のノイズへのイミッション（曝露）で騒音性難聴のリスクが生じ，130dBで明らかな障害が生じうる．実環境における音のダイナミックレンジ（この場合，音が実際に発生しうる最小と最大の範囲）は，最大で125dBあるから，90dB出力特性において最大出力レベルが，実耳で120dBを超えさせないフィッティングが必要となる．

補聴器の本体や耳栓で外耳道が閉塞されると外耳道の容積は生理的な容積より小さくなるし，閉鎖されることでその共鳴はより複雑になる．

　耳あな型補聴器であれ耳かけ型のオープンタイプの補聴器であれ，外耳道に挿入されている耳栓の部分にはベント孔と呼ばれる通気管が備わっている．

　鼓膜の緊張は，鼓膜張筋によって鼓室内と外耳道内の気圧差が調節されることで最適化されている．

　外耳道が密閉されると鼓室の圧変化に応じた鼓膜の緊張度を適切に調節することができなくなり，耳つまり感という装用上の一番の課題となる不快感を生み出してしまう（水泳用の密閉度の高い耳栓でもたらされる鼓膜の緊張感・圧迫感のこと）．

　耳あな型補聴器の本体や耳かけ型補聴器の耳栓部分にベント孔を設けることでこの耳つまり感が解消される．しかし，ベント孔を設けることで補聴器によって増幅され鼓膜に達する音の他に，ベント孔を介して鼓膜に達する音の経路もつくることになる．

　難聴が高度な場合，この2つの経路の存在は，鼓膜面レベルでの音響に問題をもたらすことはない．しかし軽度〜中等度難聴の場合，補聴器が増幅処理で生じる時間差の分だけ2つの経路の音の位相がずれてしまう．鼓膜面レベルでは，本来1つの音が位相のずれた2つの共鳴音として記録することができる．実際にヒトの耳では，この位相のズレは，語音の明瞭度の低下として知覚される場合がある．

2）実耳特性による評価の意義

　補聴器装用で生じてしまうこのような不都合な音響効果は，その音圧レベルと周波数帯域について特性器などで評価することができる．

　一般的に補聴器の特性評価を日本では2ccカプラを用いて行っていることが多い．

　成人の外耳道容積の平均が2ccであることがその根拠らしいが，実際に補聴器を装用しているときの外耳道容積はそれよりも小さい．小児の場合は，裸耳であっても1cc足らずであり，補聴器を装用した場合には0.5ccほどになることもまれではない．

　共鳴による利得の増加は，音声の包絡線のパターンを歪ませる原因になるし，語音明瞭度の低下につながることもあるため，実際の装用時の外耳道容積に近い形で計測することが望ましい．現在の特性器は，2ccカプラだけでなく，疑似耳と呼ばれる1ccカプラも用意されていることが多いから，臨床上は2ccではなく1cc疑似耳で特性を評価する必要がある．

　より正確な装用時の特性評価は，実耳測定器で行うことができる．2ccカプラと実耳測定値との誤差は，実に最大で25dBに及ぶこともあるため，以下に留意する．

　1）外耳道容積の狭い幼児の場合はOSPL90（Output Sound Pressure Level for 90dB；90dB入力時の音出入レベル）時の実耳特性にて実効入力が125dBを超えな

いよう確認する必要がある．

2) イヤーモールド，とくに deep fitting の場合，成人でも外耳道容積が1cc以下となることがあり得るから，実耳評価が望ましい．CICタイプについては必須で行うべきである．

3) 音量調整が可能な補聴器の場合は，最大音量レベルのときの実耳でのOSPL90にて最大出力設定が不適切な値になっていないかを確認する必要がある．

1 概要

　中耳は，側頭骨の中に生じた含気腔で，耳管，鼓室，乳突洞，乳突蜂巣から構成されている．これらの構造物はそれぞれ，気管支，区域気管支，細気管支，肺胞に対比され，中耳換気系としてガス交換を行う場として機能しているが，肺の換気系と比して動的コンプライアンスが著しく低い点で異なる．
　中耳換気系は，中耳粘膜のガス交換による持続的陰圧と嚥下に伴う耳管開放による流入で成立していて，肺換気系のようなダイナミックなインピーダンスは持ち併せていない．中耳にはこの換気系に直交するもう1つの系が備わっている．伝音系である．伝音系は，耳介，外耳道，鼓膜，鼓室，そして耳小骨から最終的に前庭窓へとつながる文字通り空気の粗密波を内耳のリンパ液波動に変換するインピーダンス整合器の働きを行っている．耳介，外耳道はその形態そのものによって，1,000～3,500Hz付近の音を他の周波数の音よりも減衰が少なくなるように鼓膜面へ濾波している．また，鼓膜と耳小骨（アブミ骨底板）の面積比によって30dB近い増幅を行っている．空気の振動が，（1気圧・重力1Gの条件で）液体の波動に変換されるとき約33dBの減衰（99.9％のロス）が生じるが，そのフリクションロスを補うようにインピーダンス整合している．
　中耳の換気系と肺呼吸系との大きな違いは，ガス交換とその動的コンプライアンスの差にある．
　肺呼吸系は，自発的な意識下にコントロールされている肺呼吸によって周期的なガス交換を行っている．胸郭は呼吸に伴い動的にその形態を可変させることが可能で，吸気時に最大となる肺容積は，胸郭の動的弾性によって生体の要求に応じたガス交換を行っている．一方，中耳の換気系は，能動的な嚥下動作に伴う動的換気以外は主に乳突蜂巣粘膜でのガス交換に依存している．
　解剖学的には側頭骨内に収まるこれらの構造物は，鼓膜という非常に小さなコンプ

ライアンスをもつ構造物しか備わっていない．

　肺呼吸系と中耳伝音系を比較して見えてくる共通点は，気管が空気の出入りし続ける管としての系と食物を摂取するときだけ物体が通過する食道という系とが交差しているように，中耳も中耳換気系と耳介・外耳道・鼓膜・耳小骨という中耳伝音系と呼ばれる系とが交差している点である．これら2つの系が一見不合理にも見える2つの役割を交差するように持ち併せている理由は明らかではない．

2 鼓膜・耳小骨

　鼓膜は，外耳と中耳の境界として膜様の隔壁として存在している薄膜で，その厚みは0.03〜0.1mmといわれている．皮膚層，中間層（線維層），粘膜層の三層構造をもつ直径1.0cmの膜様構造物から成る．

　鼓膜は鼓室側にやや突出したスピーカ・コーン状の形態をしている．

　鼓膜から内耳に向かって，鼓膜に接しているツチ骨，次いでキヌタ骨，そして内耳へつながるアブミ骨の3つの耳小骨が位置している．3つの耳小骨によってもたらされるのは，鼓膜とアブミ骨底板の面積比および3つの耳小骨のテコ比によって生み出される約30dBの増幅である．これは後述する気体から液体へと音エネルギーが変換されるときの減衰を補うよう巧みに機能した機械的増幅系といえる．

　鼓膜から前庭窓までの音伝達においてその入出力バランスはすべての周波数において線形であるとされている．鼓膜は空気の粗密波に対して，鼓室と外耳道との気圧が等しいときに最も効率良く振動する．例えば，鼓膜穿孔による鼓膜の欠損は鼓膜の有効な振動を制限するので，最大で30dBの伝音性の損失ということになる．しかし実際には穿孔を介しても音波が鼓室内へダイレクトに波及するから，蝸牛窓（第二鼓膜）を振動させることになる．蝸牛窓経由でのリンパ液波動は本来の前庭窓経由の波動と前庭管内で打ち消しあうから，最大で40〜50dBに及ぶ聴力損失を生じさせうる（遮蔽効果）．しかしこのようなロスは，媒質変換に伴うロスや内リンパ液の粘性あるいは基底膜による増幅が得られにくいなどの理由から，前述したように入力音圧が，50dB以上において生じるものと考えられる．

　実際の慢性穿孔性中耳炎症例のような場合には，蝸牛窓周囲の鼓室硬化病変によって，第二鼓膜への音響的影響はそれほど大きくないと考えられる．穿孔した残存鼓膜部分での音の受容は，炎症や加齢に伴う鼓膜の石灰化，耳小骨靱帯の化骨などに伴う可動性低下などで最大で30dBのロスとなるし，蝸牛窓窩への石灰化物質（細菌塊）の沈着による第二鼓膜の不動化は，内耳におけるリンパ液波動に対し抑制的に作用することも考慮する必要があろう．その意味で，純音聴力検査上に確認できうる骨導閾値上昇の所見の評価は慎重に行う必要がある（偽性の骨導閾値上昇を示すこともあり

うる).

　標準純音聴力検査は, その単位に dB HL (hearing level) を採用している. dB HL は, 健聴成人の最小可聴閾値のアベレージを 0dB HL と定義した単位であるから, 実際の音のパワーを示していない. 音響学的な音の大きさは, dB SPL (sound pressure level) で表示されるべきものである.

3 中耳・内耳における増幅

　耳介と外耳道はその形態から増幅と濾波機能をもっている.
　中耳は鼓膜とアブミ骨底の面積比による線形増幅機能を有していて, それにより空気の振動から液体の波動へと変換される際のエネルギーロスを最小限とするインピーダンス整合器として機能している.
　一般的には, 外耳・中耳のこれらの機能をもってして伝音系と捉えているが, 内耳における外有毛細胞 (outer hair cell : OHC) そのもののメカニカルな増幅やその非線形なレスポンスもまたある種の伝音メカニズムとして説明していく方が合理的なように思われる. 少なくとも電気的シグナルとしてらせん神経節, 蝸牛神経へと情報伝達するその端緒は内有毛細胞 (inner hair cell : IHC) であるからである (正確には OHC 由来の求心性線維が 5％含まれる).
　ここで一つの大きな疑問が生じる. ヒト成人における蝸牛神経が 30,000 本 (20 歳で 4,200 本が減少) に対して, OHC は 15,000 個, IHC は 2,500 個とその割合が著しく異なることである. 蝸牛神経の求心性線維の 95％ が IHC に分布し, またその分布は 1 対 1 対応に近い細かな分布となっている. この 95％ の求心線維は Type1 線維と呼ばれる. 一方残りの 5％ は OHC に広範に分布していて Type2 線維と呼ばれる.
　蝸牛神経レベルでの電位計測を行うと音の大きさはインパルス頻度に変換されることがわかっている. 一方, 音の高低である周波数情報は内耳レベルの段階でどの蝸牛神経の部位が反応するかという位置情報に置き換えられる.
　音の周波数情報は, 基底膜振動の非線形性に呼応するように OHC の歪み成分を発生させる. 結果として OHC に呼応する IHC の反応は 1 対 1 対応的なパラレル信号処理ではなく, より複雑なシリアル信号処理に似た情報処理がなされているものと思われる. IHC の発火パターンに蝸牛神経線維が対応し, 大脳一次聴覚皮質にトノトピー (音地図) を形成する (皮質における音地図が蝸牛神経線維の配列と同じ関係にあることは確認されてない). 基底膜の非線形性から, 不快閾値レベルの入力音のときの基底膜の応答部位は最小可聴閾値レベルの入力の基底膜の応答部位とは異なる. 不快閾値レベルのときは最小可聴閾値レベルの入力 1.58 倍高い音が入力されたときと同じ部位が応答している. 音の大きさの情報は, 基底膜振動強度に置き換えられニュー

ロンのインパルス頻度に置き換えられる．刺激頻度が多いとき大きな音になり，頻度が少ないとき小さな音になる．この反応はニューロンの積分発火モデルに対応していて閾値以下のときには求心性のインパルスを生成できないし，入力信号が十分に大きいときにはその大きさをインパルス頻度で表現することはできず，その後に不応期が生じることもある（ワインドアップ現象，燃え尽き現象）．物理的特性としての環境音のダイナミックレンジと心理尺度としてのラウドネスのレンジは一致しない．

ヒトの可聴域の上限が20kHzといわれる理由は，気体から液体へと変換されるとき重力などの物理的特性から20kHz以上の音の周波数情報が液体の波動に変換できず内耳へ伝達できないことにある．20kHz以上であっても周期性がある場合は，そのエンベロープ（時間遷移分布）のもつ周期から音を受容できる．

中耳伝音系は線形な伝達系であると考えられているが，鼓膜張筋やアブミ骨筋が発声準備電位に連動することがわかっており，随意あるいは不随意の運動が示唆されている．純粋に線形な伝達系であるかはなお不明といえる．

内耳

1 概要

内耳は，その複雑な形態から迷路とも呼ばれる．解剖学的には大きく骨迷路と膜迷路に分けられる．それぞれ，蝸牛，前庭嚢，半規管の3つのパートに分けられる．

骨迷路は側頭骨岩様部にある管状の器官である．膜迷路は骨迷路の中にある内リンパ液を擁する管状の嚢構造物で，それぞれ蝸牛，前庭，半規管，内耳道に区分される．骨迷路と膜迷路の間隙を外リンパ隙と呼び，ここは外リンパ液で満たされている．

管の断面は，前庭階，中央階，鼓室階の3つに分けられる．

蝸牛は聴覚情報の受容器として，前庭嚢・半規管は頭部の動き（重力に対する位置感覚と3次元方向に対する加速度）のモニタリングを行っている．

2 蝸牛の構造

1）蝸牛における音の受容

鼓膜で捕捉された音の振動は耳小骨を介して最終的にアブミ骨底板の振動になる．この振動は前庭窓から入力され外リンパ液の波動を生じさせる．

外リンパ液の波動は，前庭階から2回転半の蝸牛らせん頂上階まで伝わり，ふたたび鼓室階を経由して蝸牛窓へと向かう．外リンパ隙は前庭窓から頂上階に向かうほどに直径が細くなっていて再び蝸牛窓に向けて広がっている．このような管腔構造を

もつことで，リンパ液の波動がその粘性などによって減衰することを最小限にとどめている．

内リンパ液は常に供給と排出がなされていて，一定方向の定常的還流が維持されている．内リンパ液の供給過剰や排泄不良によって生じる内リンパ水腫は，メニエール病の本態と考えられている．外リンパ液の進行波によって蝸牛管内の内リンパ液も同期的に振動し，蓋膜が物理的に可動し，OHC の興奮が生じる．OHC の興奮性の振動は，プレスチンと呼ばれるモータ・タンパク質によって生じている．OHC 自身の伸縮運動は，非線形の入出力特性をもっていて，最大で 60dB（1,000 倍）の増幅作用を有する．その振動は最大で 1 秒に 20,000 回に及ぶ．OHC の活性は，Ca チャネルと酸素に依存している．

またシナプス応答や代謝サイクルの関係から音入力後数〜数十 msec の不応期を有する．ストレスなどによる血管攣縮，酸化ストレスの亢進，血管炎や動脈硬化など血管透過性の異常によって内耳は本来の機能を発揮できなくなる．大脳皮質における聴覚認知に必要な初期情報は，神経インパルスによって伝達される必要がある．蝸牛は，音の物理的な振動を神経の興奮，すなわち神経インパルス（電気的シグナル）に変換する部位であり，聴覚における初期の感覚受容器ということができる．しかし，その仕組みは複雑で神経インパルスはきわめて機能的な統合によって生み出されている．

2）OHC による機械的な増幅（耳音響放射）

1948 年，Gold によって，蝸牛に高い周波数選択性が存在するためには電気信号から機械的振動への変換機能のようなフィードバック機構が必要であるとする再生仮説が唱えられた．その後時を隔て 1978 年，Kemp によって実験的にケンプ・エコーを検出することがなされた．1985 年，William E. B. がその現象が OHC の振動によって生じることを確認した．これが内耳における機械的な増幅の発見である．

大気の振動（音）によって生じる鼓膜・耳小骨の振動は前庭階の外リンパ液に進行波を発生させる．進行波による圧変化によって中央階が圧縮されることで蓋膜による OHC の不動毛への刺激が生じる．この刺激による電場の発生は正のフィードバックとして作用し，モータ・タンパク質であるプレスチンを駆動する．これによって生じる OHC の機械的な振動が基底膜振動で蓋膜が IHC を刺激することで聴覚情報としての電気的シグナルが初めて生成される．神経インパルスは，IHC の位置が周波数情報，進行波の最大振幅（音の大きさ）はインパルス発火頻度へと符号化され，求心性に中枢へと伝達される．IHC は興奮後，一過性の不応期をもつ（脱分極）．進行波は蝸牛長と振動周期から規定される時間長持続するから OHC の振動は持続する．振動の持

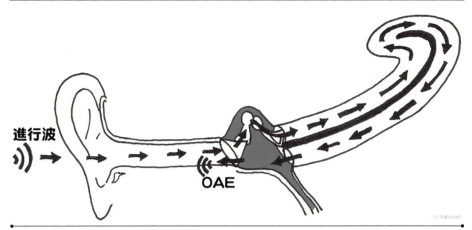

図3 耳音響放射（OAE）のメカニズム
外耳道から入力された空気の振動が鼓膜と耳小骨を駆動する．アブミ骨底の振動で生じる外リンパ液の進行波は，前庭窓から頂上回，再び蝸牛階を経て蝸牛窓に終わる．この際，基底膜振動を生み出すOHCの振動は持続的であるため，短潜時の刺激音，例えばクリック音を入力した場合，潜時をもつエコー音を加算することでTEOAEとして観察することができる．

続は，逆行性に耳小骨，鼓膜を駆動する．それによって生じる外耳道内のエコー音が耳音響放射（oto-acoustic emission：OAE）（**図3**）である．

> **Note** SOAE（spontaneous oto-acoustic emission；自発耳音響放射）
>
> 外耳道への刺激音なしでも自発的なエコー音を記録することができる．これはSOAE（図4）と呼ばれる現象で，正常耳の30〜50％で記録でき，新生児での検出率は成人より大きい．500〜8,000Hz，−10〜20dB SPLのOAEを記録できる．女性が男性より検出性が高い（男性の約2倍）．耳鳴の原因として注目されたが，耳鳴とSOAEの関連性は否定された．SOAEは，鋭敏度・特異度に劣り臨床的には価値がない．

3）TEOAE（transient evoked oto-acoustic emission；誘発耳音響放射）
クリック音を繰り返し入射すると誘発される比較的長い潜時を有するエコーを同期加算することでTEOAEを得ることができる．刺激音にはクリック音が用いられるが，聴性脳幹反応（auditory brainstem response：ABR）で用いられるリニア・クリックと異なり，ノンリニア・クリックが用いられる．経験的に記録ノイズが少なく，比較的高周波帯域の刺激まで記録することができるためである．ただし，刺激音の周波数が高くなるほど潜時が短縮するため実際には4kHz以上は評価できない（**図5**）．

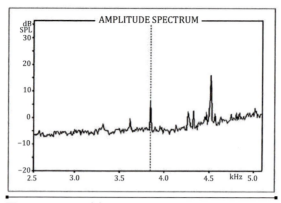

図4 SOAE の例
横軸は OAE の周波数，縦軸はノイズレベルの差分から得られるエコーの大きさを示している．右肩上がりのベースラインに対して，3.8kHz，4.3kHz，4.5kHz にスパイク様のピークとして SOAE を認めている．

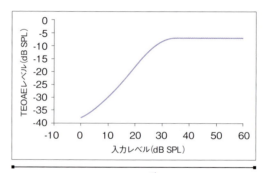

図5 TEOAE 入出力特性[3]
TEOAE の入出力特性は，閾値レベル以下ではリニアな増幅であるが，入力が 30dB 以上の出力応答はプラトーとなる．また 60dB 以上の刺激入力で OAE が飽和する．アブミ骨筋反射は 80dB 以上の入力から明瞭な抑制応答を示す．OHC が入力を増幅するアクセルだとすると，そのアクセルを緩めることなく，ブレーキをかけているのがアブミ骨筋反射ということになる．環境音のダイナミックレンジ (0～120dB) は，内耳では 30～90dB にまで圧縮されている．

TEOAE は，正常耳の 98％で検出される．40dB HL 以上の難聴で検出されなくなる．反応とノイズとの correlation（相関係数）が 60％以下の場合，エコーなしと判断され，

その周波数領域で内耳障害があると疑われる．刺激音が 60dB SPL 以上で飽和が始まるため，60dB SPL 以上は入力しても反応は大きくならない．

4）内耳伝音系
神経インパルス信号としての聴覚情報ができる仕組み

　内耳は，蝸牛と三半規管・前庭嚢から成る器官である．蝸牛は聴覚を受け持ち，三半規管と前庭嚢は平衡覚を受け持っている．その複雑な構造から迷路とも呼ばれる．側頭骨内に形成されている空洞は骨迷路，その中に浮遊するように存在しているのが膜迷路である．そもそもは魚類の側線器と呼ばれる体表に備わっている水の流れや波動を感じ取るセンサーが渦巻き状になって側頭骨内にコンパクトに収まったものを迷路と言い換えることができる．そのため聴覚は，平衡覚の一部が転じて生み出された新種の振動覚と言い換えることもできる．

　側頭骨に囲まれた 2 回転半の渦巻き状の管構造をした臓器が蝸牛（図 6）である．入り口（基部）から奥（頂部）までが約 35mm，折り返して基部に戻るので渦巻き状の管構造の全長は約 70mm になった．蝸牛は，前庭階，中央階，鼓室階の 3 つに分かれている．アブミ骨の振動となった音は，前庭窓で取り込まれ，外リンパ液の波動「進行波」として前庭階から頂部に達する．頂部で前庭階と鼓室階はつながっているので，進行波は頂部で折り返し，鼓室階を通って蝸牛窓から中耳腔へと波及する．蝸牛窓経由で生じる中耳腔の波動は，そのパワーが十分に大きければ音として知覚されそうであるが，実際には，センサーである有毛細胞が特定の周波数の感覚受容をした直後，一定時間の不応期があるためである．前庭階と鼓室階に挟まれるように位置する中央階は，カリウムイオンが豊富な「内リンパ液」を抱えている．また音を神経インパルスに変える重要な役割をしている OHC と IHC も備わっている．OHC は，基底膜上に 3 列に整然と並んでいて，その数はおよそ 15,000 個．基底膜が波打つように凸に動くとき，OHC はその進行波の最大パワーの部分の信号だけを巧みにピックアップする．また隣接する周囲の OHC は基底膜の動きから音をピックアップすることができない．OHC の不動毛は，蓋膜に刺激され OHC 自身がさらに激しく伸縮する．その伸縮運動は 1 秒間に 20,000 回ともいわれていて，進行波による刺激を最大でおよそ 60dB も増幅する．このような高速な動きを実現しているのはプレスチンと呼ばれるモータ・タンパク質の存在によるところが大きいと考えられている．

　OHC の内側に 1 列に整然とおよそ 3,500 個が並んでいるのが IHC である．OHC の伸縮運動に応じて IHC の不動毛が刺激されることで，IHC にカリウムイオンが取り込まれる．IHC へのカリウムイオンの取り込みが脱分極を引き起こす．複数の IHC が高頻度に連続して脱分極することで有効なシナプス電位が形成され，その神経イン

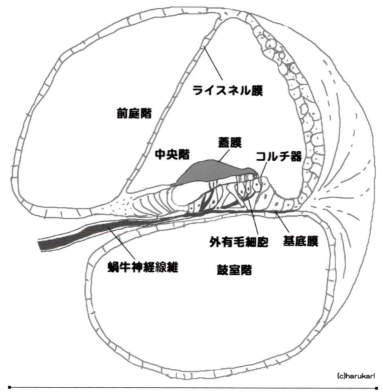

図6 蝸牛の断面

パルス信号は，らせん神経を上行していくことになった．音の周波数情報は，基底膜振動に規定されるため3,500個のIHCの「場所」に依存した情報となる．一方で，音の大きさの情報は，最初は進行波による基底膜の振幅として表現されているが，最終的には，神経インパルスの頻度情報に置き換えられる．高頻度なほど大きな音として知覚される．等価ラウドネスレベルや実耳裸耳周波数利得（real ear unaided gain：REUG）で示されるように2,500Hz付近の音が耳内でより大きな音に増幅されてしまう．また，強大音は，音が大きいほど蝸牛内での基底膜が最大振幅となるべき部位が基部よりにシフトするため（90dBで周波数換算で約1.6倍）で振幅飽和してしまうため，騒音による難聴は，2,500 × 1.6 = 4,000Hzから障害されていく．神経インパルス信号は，らせん神経節，蝸牛神経，蝸牛神経核，上オリーブ核，下丘，内側膝状体を経て，最終標的である大脳聴覚皮質と伝達されていく．

耳介や外耳道の形状あるいは蝸牛の長さによって可聴周波数の上限が規定されてい

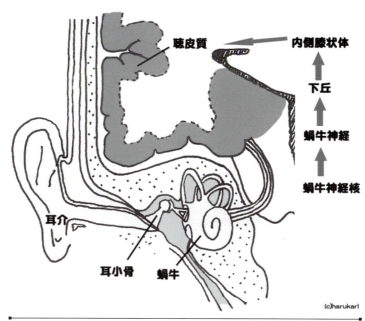
図7　聴覚の伝達経路

る．コウモリが30,000Hzの音をエコーロケーションに用いるのは，蝸牛長が短く高い周波数を取り扱うことができるからである．図7は古典的聴覚路と呼ばれる音刺激に対して正の応答をする場合の経路が示されている．これ以外にも音に対して情意的な反応をとるときに作動する非古典的聴覚路という経路があることが近年指摘されてきている（第2章参照）．

ヒトの声や聞こえはどのように規定されているのか？

　耳介と外耳道もフィルターとして機能している．
　年齢とともに聞き取ることができる周波数の上限は下がっていく．それでもただちに不都合が生じてこないのは，我々がもっぱら250～4,000Hzの範囲の音にしか注意を払っていないからである．グラハム・ベルによって発明された電話機の受話器特性は100年以上経った今でもその基本は250～4,000Hzのままで不都合は生じていない．健診や医療機関で行われる純音聴力検査もこの周波数帯域に重点をおいた検査が行われている．

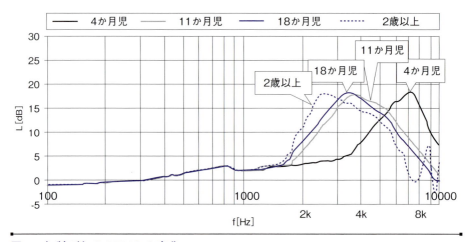

図 8 年齢ごとの REUG の変化
　新生児期が最も高周波数に敏感で，4 か月時でもピークは 7,000Hz である．しかし成長とともにピーク周波数は低域にシフトしていき，2 歳時ではほぼ成人と同じピークにまで変化していく．乳幼児の声が甲高いところにあるのは，自身の声をモニタリングしやすい周波数の音を使ってコミュニケーションをしているためと考えられている．

　ヒトの耳が，他の周波数に比べて 250 〜 4,000Hz の音に対してとくに鋭敏度が高いのは耳の形態によるところが大きいことがわかっている．耳介や外耳道の形状が，外界の音を巧みに濾波（フィルタリング）し，必要な音色が増幅されている．聴覚をもつヒト以外の動物もそれぞれに種固有の聴き取るのが得意な周波数帯をもっている．REUG という補聴器適合評価時に用いられる検査で，個人ごとに耳介や外耳道のもつ音響特性を確認することができる．REUG は，耳の外側ですべての周波数のパワースペクトルが均一であるホワイトノイズを発生させたときの鼓膜面のすぐそばに置いた超小型マイクロホンから周波数ごとの変化を計測することで求めることができる．成人の REUG は 250 〜 3,800Hz の範囲の音が増幅され，2,500Hz 付近にピークを認める．REUG は年齢によって異なることも知られている．幼児は大人に比べ外耳道が狭く短いため共鳴周波数も高くなり，ピークは 3,800Hz 付近で認める（**図 8**）．
　乳幼児の声が大人より甲高いのは自分が一番聞きやすい周波数帯を使っているからで，大人も知らず知らずのうちに乳幼児に対して普段より甲高い声で話しかけるのも自然なふるまいだといえる．
　我々が声として出せる音色は，どれくらいの範囲の周波数に収まっているのか．それを理解する方法の一つとして歌手の声域を考えてみる．声帯から発せられる音声のおおもと，喉頭原音はおよそ男性が 100Hz，女性が 200Hz である．オペラ歌手は，

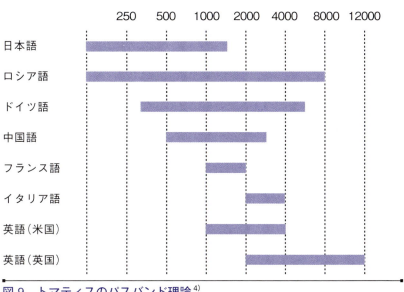

図9 トマティスのパスバンド理論[4]

例えばバスの声は80～300Hz，最も高いパートのソプラノは260～1,100Hzをベース（基音）に，それらを何倍にも豊かに響かせることであのすばらしい歌声を生み出している．耳が250Hzから感度がよくなっているという事実は，耳が人の声を聞くために特化した器官であることを意味しているように思う．

アルフレッド・トマティス博士（1920～2001）は，言語と耳の関係に着目し，様々の業績を残したフランスの耳鼻咽喉科医である．彼は，言語にはそれぞれに好んで使われる音素や音韻から定義される周波数帯（パスバンド，第2章Note（p22）参照）があることを発見した．そして，学習したい言語のパスバンドの音に敏感な耳をつくることができれば語学学習がより容易になるに違いないと考え，トマティスメソッドを開発し世界に広めたユニークな耳鼻咽喉科医である．

言語ごとに異なるパスバンドに対する感度の違いは，人種ごとに異なる頭部の大きさや耳の形状の違い，さらには住環境を含めての日常に溢れるノイズなど様々な要因が複雑に絡んで生じたものなのであろう．トマティス博士の唱えたパスバンド理論はアナログ解析装置時代のデータがベースとなっている．例えば2003年に新しく決まった等価レベルでは40phone時の音圧レベルが10kHzで5dB程度のエラーが確認されている．パスバンドの定義もデジタル時代にふさわしい再評価が必要な時期がきていて，これまで説明として使われていた周波数にエラーが含まれていた可能性が

あると筆者は考えている．しかしトマティスのコンセプトそのものの秀逸性を損なうようなエラーではないことを付け加えておく（**図9**）．

▶ 文献

1) Chung K, McKibben N, Mongeau L：Wind noise in hearing aids with directional and omnidirectional microphones：polar characteristics of custom-made hearing aids. *J Acoust Soc Am*, **127**(4)：2529〜2542, 2010.
2) Chung K, Mongeau L, McKibben N：Wind noise in hearing aids with directional and omnidirectional microphones: polar characteristics of behind-the-ear hearing aids. *J Acoust Soc Am*, **125**(4)：2243〜2259, 2009.
3) Zwicker E："Otoacoustic" emissions in a nonlinear cochlear hardware model with feedback. *J Acoust Soc Am*, **80**(1)：154〜162, 1986.
4) 村瀬邦子：母国語の違いによる音色知覚の差．信学技報，**SP97〜113**：39-46, 1998.
5) バーベスデイル著，松本明訳：体が神経を支配する トロフィック説と脳の可塑性．羊土社，1990.

第2章 脳と聴覚経路―脳科学の進歩を踏まえて

聞くと聴く

　「聞こえること」と「聴こえること」は，本質的に異なる．音の存在に気が付くことができれば聞こえていると言えるが，その意味を理解できていなければ聴こえているとは言えない．「聞く」と「聴く」それぞれの文字には，実は次のような意味が託されている．

　「聞」という文字は「門（もんがまえ）」と「（音が転じて耳と書くようになった）耳」の2つの文字から成り立っている．音波がゲートの中に入っていくようなイメージであろうか．一方の「聴」という文字は「耳」と「十」と「目」と「心」の4つのパーツから成っている．部首である「耳」，これはこの場合，耳そのものを表している．「十」はたくさんという意味で，たくさん「目」配りして，注意を向けよという意味を含んでいる．さらに「心＝脳」で受け止めよと言う意味をも内包している．「聴く」という漢字は「聞く」にはない「心で受け止め咀嚼し，理解すること」という意味が含まれているのである[1]．

Note　音が大きいと耳に痛みを感じるのはなぜ？

　鼓膜には，鼓膜張筋というツチ骨を支える三叉神経支配の小さな筋肉がある．鼓膜張筋は，鼓膜の緊張度をコントロールしている．大きな音に長い時間曝露されると，マラソンなどの激しい運動後に下肢に痙攣や肉離れが生じるように，鼓膜張筋にも痛みが生じる．中耳炎のときに鼓膜が過度に伸展され痛みが生じるのも同様の機序である．

　なおこの部位には，ツチ骨柄動脈という非常に細い動脈も分布しており，通常耳鏡などで覗いても肉眼でこの動脈を見ることはできないが，うつ病や片頭痛やストレスの大きな人でこの血管の充血が観察される．この血管も三叉神経支配である．三叉神経は自律神経機能と密接に関係していると考えられている．

音波は大気の振動である．この振動は，耳介や外耳道や鼓膜や耳小骨といったゲートを通り抜けていく．そうした大気の振動は，蝸牛内にあるリンパ液に進行波を発生させる．前庭階から蝸牛階へと進行波が通り抜けていくとき中央階にある蓋膜がゆさぶられ，有毛細胞の感覚毛が刺激される．有毛細胞は感覚毛が刺激されることで発火し，神経インパルスを発生する．大気の振動が神経インパルスに置き換わることで初めて，脳で感じ取れるシグナルになるのである．聴神経を伝わり脳幹に到達した神経インパルスはまず蝸牛神経核に到達する．そこから神経ネットワークのターミナルであるいくつかの神経核を順に上行しながら一次聴覚皮質，ウェルニッケ野，ブローカ野といった聴覚認知において重要な役割を果たす大脳皮質へとその情報を上行させていく．

神経インパルスは脳幹で左右の蝸牛神経核それぞれにシグナルを分配される．対側へと交差し興奮性に上行していく神経インパルスについてはそのふるまいや経路が明らかになっているが，同側のシグナルについてはその詳細はよくわかっていない．興奮＝神経発火というオン反応を観察することは容易であるが，抑制的なオフ反応を計測することは困難であるからである．蝸牛神経核由来のシグナルは，上オリーブ核から下丘，そして内側膝状体と上行する経路を辿ることがわかっている．

内耳は音波という情報を「周波数」と「大きさ」の2つに定義してその情報を脳に送る．一次聴覚皮質へは主に周波数情報が送られ，「大きさ」という情報は神経インパルスの発火頻度（およそ5〜20Hz程度と考えられている）に置き換えられる．頻度が多ければ，五月蠅い・喧しいというように情意的に処理される．

音波と定義してしまうと周波数と大きさという要素に集約されてしまうが，音声や音楽にはそれら以外に「時間遷移」という要素が含まれる．msec単位で任意の周波

> **Note　パスバンド**
>
> 　母語として使われる言語には，それぞれに固有のパスバンドがある．パスバンドとはその言語が多用する周波数帯のことである．例えば通勤電車の中での電車の引き起こすノイズは日本語に対してはマスカーとして作用するが，英語の場合には日本語に対するほどにはマスキングしない．だから日本人同士で車両の左右の席に向かい合って会話するのはよほど大きな声を出さないとダメだが，英語ならそれほど大きな声でなくてもお互いが会話できたりする．それほど言語によって多用するあるいは重視する周波数は異なる．
>
> 　異国に移住すればすぐにその現地のことばを身につけられる．そういう話はよく耳にするが，おそらく言語のもつ固有の周波数帯が形成される一番の要因として環境や建築やインフラといった要素が大きく関与しているのであろう．

数が紡ぎ出すエンベロープ（時間遷移分布）によって音素が生まれる．音素は子音と母音とに定義され，音声を生み出すのに必要な最小単位の情報である．この音素のエンベロープによって単語というカテゴリーが形成される．複数の単語が展開されたものは，文レベルの情報となるが，これも広義にはエンベロープと言えるであろう．我々が音声を用いて会話するとき，必ずしも正確に文法を使って会話する必要はない．音声言語のもつイントネーション（抑揚）によって言外の意を汲み取ったり，その逆にそれを伝えることができるからである．エンベロープには，単語そのものの意味カテゴリーと情意カテゴリーの2つの要素が含まれている．情意カテゴリーについては，言語圏によって異なるニュアンスとなる要素と言語に関係なく共通した要素とがある．母語でしか理解できないことばもあれば，母語でなくても相手に伝えることのできる要素もある．聞かせるのではなく聴かせるためには，言外の意をいかに相手に伝えるかがとても大切である．

　例えば演奏家の仕事は楽譜の通りに正確に演奏することではない．それでは音楽性に溢れた人を魅了する演奏にはなり得ないからである．演奏家は楽譜のなかから作曲家の意を汲み取り解釈する．そうした解釈を加えながら演奏するときのみ聴衆を魅了し喝采を得ることができる．音声言語の場合，そうした言外の意はプロソディとして表出される．「はい，わかりました　(^.^)」なのか「はいわかりました (- -〆)」なのか．意味カテゴリーは同じでもその意味（ニュアンス）は全く異なる．「はい (*^_^*)」とか「はい (~o~)」でも大いに違うわけである．そうした音韻変化を正しく聴取し理解できなければ音声言語での充実したコミュニケーションをとることはできない．補聴器や人工内耳がいまだに"帯に短したすきに長し"な理由は，そうしたデバイスがエンベロープまでをも考慮した調整を行うことができないためである．いずれそう遠からぬ未来には人工知能（artificial intelligence）によって隠喩の二重性までをも支援する補聴デバイスが登場することであろう．

　教育や研究など情報の伝達や交換が主たる目的である場合，意味カテゴリーに重きが置かれがちである．情意カテゴリーの情報を伝えることは情報伝達には必須でないからである．しかし，生徒を魅了し，注意を保持させるためには，意味カテゴリーだけの伝達では不十分である．医療の現場においても医療者が患者に情報を伝達する際には，意味カテゴリーだけではなく情意カテゴリーの伝達がどうしても必要になる．昨今の医療現場におけるインタビューの様式が，父権的なダイレクティブ（指示的あるいは教育的）カウンセリングからナラティブ・セラピーへとシフトしているのは意味カテゴリーの伝達だけではコミュニケーションに大きな不備があるからであろう．

　知覚された音の高さを音楽や音声学では「ピッチ（音高）」と呼ぶ．聴覚上のピッチは，倍音や部分音など内耳での修飾を受けるため物理的な音の高低（周波数）と同

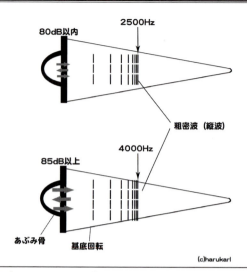

図1　入力音圧レベルと蝸牛応答部位の関係
　蝸牛応答の非線形性は，リンパ液内を伝播する精密波の進角遅延によって生じる．
　音圧が一定レベルの場合，本来の標的部よりも早期に振幅飽和してしまう．図では4,000Hzの音の音圧が大きいためにより低周波数域で振幅飽和している状態をシェーマとして示してある．

ーでないためである．
　ヒトが感じる音高は，音の大きさや音域そして音色に影響される．大きい音ほど高

Note　ナラティブ・セラピー

　ナラティブ（物語）とは，過去体験を巧拙を問わず「物語」として語る（語らせる）ことを言う．精神医学領域において患者自身に物語として語らせることで問題解決を促す手法の一つである．しかしナラティブ・セラピーについての方法論は厳格に規定されているわけではない．一つの医学的姿勢あるいは思想的立場を指しているにすぎない．
　ナラティブ・セラピーでは治療者はクライエント（患者）との対話によってクライエント自身のことばによる新しい物語の創造を促す．セラピーは，問題解決ではなく，新しい物語・解釈による新しい意味を発生させることに主眼が置かれ，問題を問題でなくしてしまうことが目的となる．治療者のスタンスは「病める人々を救いたい」という正義感ではなく，「患者を治す」といった昔ながらの「医は仁術」的な使命感でもなく，目の前にいるクライエントに対する良き聞き手という立場で行われる[2]．

い音に聞こえるのは，内耳リンパ液の進行波が音が大きいとき当該周波数での有毛細胞の発火よりも早いタイミング，つまりより前庭窓に近い部位で有毛細胞の発火を促すに十分な振幅を発生するからである（**図1**）．

　自然界の音や音楽では常に複数の周波数成分の音が存在している．同時に複数の周波数成分の音がある場合，内耳ではそれぞれの音に対する進行波が発生し，お互いに干渉することになる．例えば本来2つの音として検知されるべき音であってもそれらの周波数比によって単音として聴こえたり3つ以上の和音として聴こえてしまうことがある．耳音響放射（OAE）検査はこうした内耳における非線形性を活用した他覚的内耳機能検査である．ある複合音からそれを構成する任意の基本周波数を含む周波数領域を取り除いてもオリジナルの複合音と同じと知覚してしまう現象（ミッシングファンダメンタル）がある．脳が音高を基本周波数で聞けずに倍音などの比率も援用して知覚しているためと考えられているが，耳音響放射のような内耳の非線形応答の影響も少なからずあると思われる．

　内耳で発生した神経インパルスは，蝸牛神経核→下丘→内側膝状体を経由して，一次聴覚皮質に到達する．この部位は，周波数の分析をする部位として機能している．右の一次聴覚皮質にはピアノの鍵盤のようになめらかな音高に対応したトノトピー（音階分布）の存在が確認されているが，言語優位脳としての役割を担っている左一

Note　トノトピー

　一次聴覚皮質は音高（ピッチ）に対応する周波数マップがある．サルを用いた脳磁図の研究では左右の一次聴覚皮質にピアノの鍵盤のように整然とした音階分布のあることがわかっているが，人では右一次聴覚皮質でしか整然とした周波数マップの存在が確認されていない．左一次聴覚皮質における周波数マップのパターンは，言語に最適化した形の配列になっているのではないかと考えられている．

　母語の自然な獲得には，3歳までの聴覚的感覚入力が大きく影響することが経験的にわかっていた．近年の小児への人工内耳の適応とその臨床データから，一次聴覚皮質のマップは3歳までの期間の音刺激を受けることで形づくられることがわかってきた．先天的に有毛細胞が欠損しているような症例であっても人工内耳の電極による刺激によって聴覚の獲得が可能であることもわかってきた．そのため先天性難聴ではできるだけ早期に発見して，人工内耳手術もできるだけ早い時期に行うようになってきている．ハ長調主体の音楽教育をあまりに積極的にやり過ぎてしまうと，白鍵盤絶対音感と呼ばれるいびつな絶対音感が形成される．幼小児期に海外で生活した経験のある子どもが外国語の獲得に特段の才能を発揮する事例もあるように，感覚入力は多彩であることが重要であるようだ．

次聴覚皮質にはそうした音階分布は確認されていない．左一次聴覚皮質は言語に特化し，右のようなナチュラルな音階分布とは異なった機能分化を遂げたためと思われる．サルの場合には，左右ともに音高に対応したトノトピーの存在が明らかになっている．

ヒトだけに言語優位脳が形成された理由には諸説あるが，右利きのヒトの99％で左大脳が言語優位半球であることから，利き腕の形成が大きく影響しているとする説が最も有力と考えられている．しかし左利きのヒトの場合，左優位と右優位は半々であるし，幼少時に利き腕を左から右へと矯正しても優位半球そのものは変わらない．出生後3歳くらいまでの期間，赤ちゃんは手指の巧緻性を高めながら同時に言語も獲得していく．右手を利き腕として成長させていくとき，ニューロンの発火が周囲のニューロンも巻き込みながら発火することで，左大脳半球の聴覚皮質と補足運動皮質などのニューロン間での組織化が進んで，言語野が獲得されたのだと思われる．

一方で，解剖学的な構造にその理由を求める学者もいる．アルフレッド・トマティス[3]（1920～2001）は，「発声をコントロールする反回神経（迷走神経）の長さが左右で異なる．そのため発声の調節のために左脳優位であることが有利だから」と考えていたようである．

聴覚の伝導路～古典的聴覚路と非古典的聴覚路～

感覚受容細胞が刺激を受け，それによって神経インパルスが生じると，電子回路において電線やターミナルを経由しながら電子が伝達するように，神経インパルスは軸索という電線を介していくつかの神経核（ターミナル）を経由し最終到達地となる大脳皮質に辿り着く．聴覚の場合，リンパ液の進行波によって生じた物理的な刺激によって有毛細胞の感覚毛が刺激される．そのとき神経インパルスが生じ，それが軸索を通じて伝達される．最終到達地としての一次聴覚皮質に投射されるまでには，いくつもの神経核というターミナルを経由する（図2）．

末梢から大脳皮質へと投射される上行路は，求心路と呼ばれている．求心路は固有の役割をもつ2つの経路があり，それぞれ「古典的聴覚路」と「非古典的聴覚路」と呼ばれている．古典的聴覚路は，古くから積極的に研究され，その詳細なふるまいが明らかになっているという意味から「古典的」という表現が与えられている．古典的聴覚路はもっぱら音刺激が入力されたときに生じる反応のことである．一方の非古典的聴覚路は，いまだなおその機能や役割が明らかになっていない．神経解剖学的構築から古典的聴覚路とは異なる非古典的聴覚路固有の神経インパルスの伝達経路があることがわかっているにすぎない．しかし，近年の神経生理学の研究から非古典的聴覚路が不定愁訴として一蹴されてきた耳鳴や音過敏症や音恐怖などの発現に大きく関

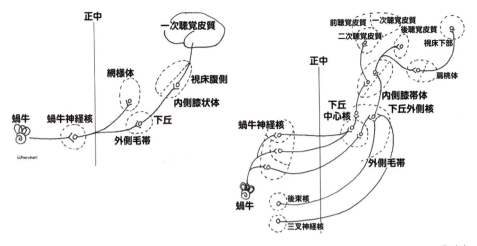

図2 古典的聴覚路（左）と非古典的聴覚路（右）
電気生理学的な手法により，末梢入力に対する応答から確認された聴覚伝導路を Moller は古典的聴覚路と名づけた．また，解剖学的な神経ネットワークからなる系を非古典的聴覚路とした．入力（外界からの刺激）が不足するとき，非古典的聴覚路での神経活動が生じると耳鳴などの不適切な神経可塑性による徴候が生じると考えられている[4]．

与していることが明らかになってきている（後述）．

1 古典的聴覚路

電気生理学的な研究，例えば聴性脳幹反応の起源に関する研究などから，古典的聴覚路の存在が明らかになった．音刺激によって誘発される神経核で生じる活動電位を計測することで音に特異的に応答する神経核を同定する研究が押し進められたからである．

2 非古典的聴覚路

ここでは非古典的聴覚路の投射経路について説明する．内有毛細胞（IHC）によって生み出された神経インパルスは，聴神経（第VIII脳神経）を構成する蝸牛神経を経由して脳幹に投射される．蝸牛神経節に投射されている軸索は，AVCN（前腹側蝸牛神経核），PVCN（後腹側蝸牛神経核），そして蝸牛神経核背側の3つの部位へ分枝される．

蝸牛神経核から出た3本の軸索は正中をまたぎ，対側の外側毛帯を経由して対側の下丘（IC, 中脳中継核とも呼ばれる）に接合する．蝸牛神経核由来の軸索の一部は

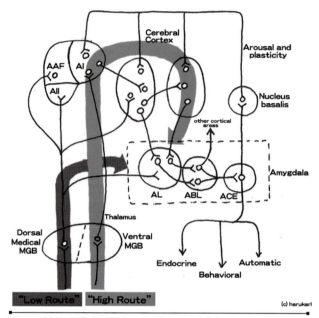

図3 情動の乱れが"Low Route"を拓く
　本来耳から入力された音に対する神経応答は，古典的聴覚路（淡いグレーの矢印）をメインに求心性に伝達していく．しかし，内耳障害（難聴）によって末梢からの入力が上行しなくなると非古典的聴覚路（濃いグレーの矢印）の活性化を促す．扁桃体（Amygdala）[ニニ]への入力が過多となるためにキンドリング現象による不安や恐れの感情が生み出される．

網様体（大脳辺縁系）にも接続がある（通常は不活）．外側毛帯は解剖学的に多くの軸索が束になって帯状に観察できる部位を指している．下丘より上に向かう軸索は，背側内側膝状体（MGB）から視床へと投射されている．MGBからの軸索は，一次聴覚皮質ではなく，扁桃体・視床下部・二次聴覚皮質などに枝分かれして投射される．非古典的聴覚路は，このように古典的聴覚路とは異なる走向をしている[4]．

　古典的聴覚路における皮質下の核は，例えば聴覚のみにしか対応しないように，単モダリティにのみ応答している核であるのに対して，非古典的聴覚路の皮質下の核は，複数の感覚モダリティからの入力に応答しうる．それは非古典的聴覚路の軸索が多彩で豊富な皮質下間結合をもっているためである．古典的聴覚路で感覚入力が不足し，皮質下間のネットワークのバランスが崩れてしまうことがトリガーとなり非古典的聴覚路の活性化が生じるのであろう．皮質下（大脳辺縁系）で神経伝達物質の不足，セ

ロトニン欠乏などによっても同様に非古典的聴覚路の活性化が生じると考えられている．

　難聴に伴う耳鳴や音過敏症や音恐怖症といった症状や徴候は，多くの場合において非古典的聴覚路における不適切な神経可塑性の発現（活性化）が生じたためなのであろう．耳鳴に伴い不安障害が生じるのは，同様に「大脳辺縁系＝非古典的聴覚路」の活性化により，二次的にセロトニン欠乏状態が生み出されたものと考えられる．一部の耳鳴患者に対してSSRIやSSRAが有効なのはそうした理由からであろう．

　非古典的聴覚路における聴覚と体性感覚の感覚モダリティの相互の干渉は，乳幼児期には一般的な現象であるが，成人になると失われる．これは，神経発生学的な意味でのアポトーシス（シナプスの刈り込み）によって生じるのではなく，成長の過程における学習や経験によって神経系が「Lose it or use it」の法則に従いながら神経可塑性を発現させた結果なのであろう．

　感覚系における皮質-皮質間ルート（高いルート）の活性化がうまく進まないときに生じる神経可塑性の発現に伴う皮質下ルート（低いルート）の活性化は，視覚と聴覚の統合という形でしばしば観察される現象であるが，実際には五感すべてにおいて同様の相互作用が発現する可能性がある．重篤な疼痛や耳鳴に伴う不安障害やうつ病といった病態もまた，皮質下結合という不適切な神経可塑性の発現によって生じるものであろう．

　本来，感覚情報としての音情報の入力は，一次聴覚皮質・二次聴覚皮質・連合皮質などを経由しトップダウンで扁桃体へ伝達される．これらを迂回して皮質下ルートから扁桃体に入力されるのが非古典的聴覚路である．聴覚においては下丘や内側膝状体が重要な役割を果たすが，聴覚の場合は上丘伝達路と視床枕伝達路が関与している．

　遠心路は，求心路との相互関係をもつ感覚下行伝達路である．古典的あるいは非古典的聴覚路のいずれもがそれぞれに対応する遠心路をもっている．聴覚皮質から視床知覚枝への線維は豊富である．しかし，遠心路の機能に関する知見はきわめてわずかであり，病理学的意味合いはわかっていない．

脳とことばの学習

1 はじめに

　出生直後の新生児の大脳はほとんど未完成な状態で，まだ半製品である．パソコンにオペレーションシステム（OS）がインストールされていないまっさらな状態とほとんど同じである．未完成であるがゆえに多くの可能性を秘めており，色々な色に染

めることができるわけであるが,一方で,正しく育っていかないと健常な脳の発達を期待しがたいという面も持ち合わせている.

末梢側から見ると脳は,脊髄・延髄・橋・中脳・間脳（視床・視床下部）・大脳辺縁系・大脳という順番に層状の構造をしている.運動器にあるメカノレセプターなどの受容器の軸索は脊髄に接続し,呼吸中枢など生命を維持する器官は延髄に接続している.それぞれ脊髄伸張反射やヘーリング・ブロイエル反射といった自律的に制御する仕組みとして備わっている.延髄には三叉神経や聴神経や顔面神経など脳神経の軸索がターミナルの役割をする神経核へと投射されている.全身に張り巡らされた感覚受容器細胞からのシグナルは,脊髄・延髄を経てすべていったん視床を通過した後に古典的聴覚路と非古典的聴覚路に分かたれる.

出生直後のヒトの脳は,まだ霊長類未満の哺乳類の脳に限りなく近い状態である.それは非古典的聴覚路が主たる脳機能で,霊長類固有の大脳皮質の働きがまだ活発ではないからである.また,大脳辺縁系の働きはラットと大差ないレベルにある.生下後数年の間の健常な脳の発達があって初めて皮質-皮質間結合が形成され,それによるトップダウンによって大脳辺縁系における皮質下結合の働き（非古典的聴覚路,低いルート）が制御されるように進化したのがヒト成人の脳ということになる.

新生児から高齢者までの様々な段階において,皮質-皮質間結合と皮質下結合は常にダイナミックな相互作用を引き起こし,生体にとってのメリットやデメリットを生み出している[5].

まずニューロン（神経細胞）の働きとシナプスのふるまいについて少し知識を整理していこう（**図4**）.

ヒトのニューロンの数は,大脳皮質におよそ100億～180億個くらい（平均値をとってヒトの大脳皮質の神経細胞の数は140億個）あるとされている.チンパンジーの大脳皮質には80億個,アカゲザル（ニホンザルの仲間）だと50億個くらいとされ

> **Note 高いルート（連合皮質）で生じる情報処理**
>
> 連合皮質は情報をストリーム（流れ）に分けて処理している.例えば,視覚情報は「どこ」を認知するストリーム（背側皮質視覚路）と「なに」を認知するストリーム（腹側皮質視覚路）がある.聴覚情報においても同様のストリーム処理が行われていると考えられていて,ストリーミングはそうした神経系のより高いレベルにおける皮質-皮質間結合によって生み出されている.聴覚においては「いつ」と「どんな」などの認知においてストリーム分離がなされていると考えられている.

ている．ヒトの大脳皮質のニューロン数は他の霊長類に比べ際立って多いようである．形態学的・解剖学的にはヒトは前頭前皮質のボリュームが他の霊長類に比して際立って大きいことがわかっている．

　ニューロンは大脳皮質だけにあるわけではなく，大脳以外の大脳辺縁系や小脳や脊髄にもある．とくに非古典的聴覚路である皮質下構造のかなめである大脳辺縁系は，大脳半球に負けないくらいたくさんのニューロンの集合体で構成されている．小脳には1,000億個以上のニューロンがあると言われており，その秘めたポテンシャルは大脳以上かもしれない．大脳・小脳・脊髄までのすべてを含めた中枢神経全体の神経細胞の総数は1,000億〜2,000億個くらいになると推定されている．

　脳は外界からの刺激に反応する．求心性シグナル＝感覚情報は，常に選別（ふるいにかける）されたうえで大脳皮質の特定の場所に投射される．単モダリティの刺激であっても，一度大脳皮質に取り込まれた情報は，常に皮質−皮質間での相互作用を生み出す（ストリーミング分離）．大脳皮質における140億個のニューロンは，ニューロン全体から見れば決して大きな数ではないが，様々な様式の皮質−皮質間でネットワーキングすることで他のニューロンの集合体とは全く異なる，より複雑で高度な働きを実現している．

　形質遺伝子という体のパーツを組み上げていくプログラムに導かれるように受精卵は，胚になり脊椎を形成し，さら心臓や肺などの生命を維持するのに必要な主要なパーツや筋肉や骨などを形づくる．その細胞分裂する様は，魚類から両生類，そして哺乳類・霊長類と進化してきた人類の歴史の縮図が十月十日のなかに折り込まれているといえるであろう．例えば胎児の器官が形成されていく時期の母体に薬剤などを与える

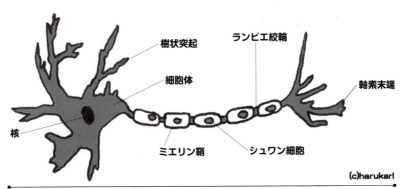

図4　神経細胞（ニューロン）
　ニューロンとは，神経系を構成する細胞のことである．神経核，樹状突起，細胞体，ミエリン鞘，シュワン細胞，ランビエ絞輪などから構成される．

と，その副作用で胎児の様々な部位の器官の成長にエラーが生じたり形成されなくなったりする（いわゆる奇形や欠損）．そうした器官が形成されていないあるいは低形成である部位にはニューロンも形成されていない．ニューロンは標的のない場所には軸索を伸ばさないし，シナプス効力を有効化させないからである．

　ニューロンは常に触手を伸ばすように全方位に樹状突起を伸ばし，ニューロン-ニューロン間結合によって神経核が完成する．軸索は中枢では束になり毛帯を形成し，末梢ではミエリンに被覆される髄鞘化と呼ばれる形態変化を遂げていく．一方で，標的を失った樹状突起や軸索はシナプス結合することもなければ髄鞘化することもない．シナプス結合そのものが不活化することで，ニューロンは休止したり，時には自死（アポトーシス）することになる．

　発達の過程におけるニューラルネットワークの構築は，最初は形質遺伝子に導かれるままに標的となる器官や臓器と結合するというトロフィックな関係にある．そうしたネットワークに有機的なコミュニケーションが欠如した（機能しない）場合，解剖学的あるいは組織学的なネットワークがそこに存在していたとしても神経系の機能は休止していることがある．そうした神経系のネットワーキングのふるまいを念頭に置いて，聴覚の発達について考えていこう．

2 ことばの獲得

　換気扇の音，テレビやラジオから漏れ出る音声，隣室からの扉を閉める音，屋外には都会なら自動車の走行音，閑静な場所でも風やら川のせせらぎ．我々の周りは，実に多くの音に溢れている．我々は，それぞれに色々な意味やら価値やらを認識している．例えば，虫の音．我々は「スイーッチョン，スイーッチョン」とウマオイの発する羽音は音声（「声」）のように認識する．ところが，ほとんどの外国人は，この虫の音を「声」として，あるいは意味のある音として聴き取ることができない．雑音として意識の外で処理されてしまう．しかし，数十年も日本で過ごし，俳句などもたしなめるほどに日本通になれば，雑音でなく「声」として聞こえるようになるそうである．しかし多くの外国人は，虫の音を声として認識することは難しいようである[6]．日本人が虫の音を声として認識できるのは，日本語が擬態音・擬声音（オノマトペ）に対して寛容でそれを音声として取り扱うという様式を持ち合わせているためであるという見解が一般的なようである．自然との接点を大切にしたことば遊び（俳句・俳諧など）の文化をもつ日本人は，フォニックスや韻律にこだわり，有意味音をベースにことば遊びする英語圏の人とは「聞く・聴く・わかる」の情報処理に違いがあるのだろう．こうした音素処理あるいは音韻処理の違いから言語理解することで，ことばの成り立ちや言語の獲得のメカニズムの理解がより容易となる．

耳は24時間365日いつも働き通しである．手は触れなければ，目は閉じればその感覚を遮断できるが，耳は音を遮ることができない．周りの音はすべて耳の中に飛び込んでくる．ある意味，耳の中は音の洪水のような状態と言える．そんな雑然とした音が溢れたなかから「聴き」たい声だけをピックアップして「聞き」分けるのがヒトの耳のスゴイところである．

聞いて→（切り取り）→聴いて→（脳内辞書と照らし合わせて）→そのことばが何であるかを認識し→（隠喩や暗喩といった言語の二重性さえも理解したうえで）→行動（ことばとして返答したり，身体的行動に移ったり）するわけである．

3 音の選択

ヒトの脳の基本的な働きは，「選択」である．この選択というプロセスは五感すべての感覚情報に対して行われている．

選択は，2つの目安によって処理される．それは「好き嫌い」と「損得」の2軸である．「好き嫌い」を処理するセロトニン神経系回路は，大脳辺縁系という場所にある．この大脳辺縁系は，大脳皮質よりも深い部位に存在している．大脳辺縁系の中にあるアーモンドのような形状をした非常に小さな神経核がある．この神経核は扁桃体（アミダラ）と呼ばれている．扁桃体の働き方は非常にシンプルである．「珍しいうちは無視する」「皆がこぞってというようなタイミングでもブームに乗らず行動しない」というものである．扁桃体は感情のスタビライザー（安定化装置）という働きをもっている半面，忙しすぎたり刺激が不足してしまうとあっという間にワインドアップ（キレる，燃え尽き）やドルマント（うつ状態，自殺）を引き起こす．適度な刺激のときには適切に機能するけれど，忙しすぎたり暇すぎると困った状態を引き起こしてしまう，そんな気まぐれさも持ち合わせている．

ここで少しだけ脳の構造について解説しておく．脳は，大脳皮質→大脳辺縁系→中脳→延髄→脳幹と複数の層構造から成っている．大脳皮質より深いところは解剖学的に古い脳に分類され，サルやラットといった動物を含め哺乳類に共通した構造となっている．一番浅いところにある大脳皮質は人類固有のもので，解剖学的に新しい脳に分類される．この大脳皮質を進化の過程で手に入れたことが，今日の文明的発展の源であると考えられている．大脳辺縁系の活動は脳の深部の活動のため脳波や近赤外光脳機能イメージング（NIRS（ニルス），光トポグラフィーなどとも呼ばれる）で観測することは困難であるが，機能的MRI（fMRI）を用いればその活動の様を詳細に観察することができる．しかし，fMRIの計測には臥床安静して狭い場所でガントリーノイズと呼ばれる騒音に溢れた検査室でしか計測できない．そうしたストレスの多い環境の検査室でしか調べることができないので，fMRIを用いた好き嫌いに関する脳

研究の結果については少しだけ斜に構えて眺め，鵜呑みにしないことが大事だと私は考えている．

さてもう一つの目安である「損得」は，ドーパミン神経系回路と呼ばれる脳内神経回路で行われる．このドーパミン神経系回路は，ヒトにしかない大脳皮質に備わっている．詳しく言うと大脳皮質の前頭前皮質部位の下縁（おでこの生え際あたり）に「損得」を処理する神経回路がある．この部位の活動は，脳波や光トポグラフィーといった場所や姿勢に関する制限が fMRI よりもずっと少ない検査法で確認することができる．例えば光トポグラフィーでおでこ部分で脳活動の活性化を観測できたとき，ヒトは大いなる期待に満ち溢れていると言える．つまり，「これはお得だ！」とか「買わなきゃ損だ！」というふうな脳の活動の高まりのときにこの前頭前皮質下縁が活動するわけである．ドーパミン神経系回路は，アクセルのような役割を担っているので，この部位の過活動は時に理性的な活動をも妨げてしまう．

ヒトは，脳内の好き嫌いと損得の2軸だけで「選択」という情報処理をしている．

選択を通じて脳は情報に重みづけをしていく．ランクの高い情報はいつでも出し入れできる引き出しに収め，あまり価値のない情報は奥の方のあまり利用しない引き出しに収めていく．ここで言う「引き出しに収める」とは記憶するということ．価値のある情報は出し入れしやすい引き出しに収め，必要に応じてその情報を出力する．学習したことばのうち価値のあるものは聴くだけでなく，ことばとして出力するようになるのである．

例えば，赤ちゃんにとって，お遊び・おむつ・オッパイ・ねんねの4つは最重要ミッションである．そしてそれらの問題をその都度手際よく対応してくれるのは「ママ」であることが多い．「ママ」とか「オッパイ」は赤ちゃんにとって最も重要なことばになる．だから，「んま」とか「まー」とか「ッパイ」とかいったことばがまず最初に発せられることばであったりするわけである．

好きなことや得なことと同時あるいは前後して音が提示されるとき，その音にはある種の価値や意味が付帯される．そうした価値や意味が付帯された音情報を繰り返し与えることで，音の記憶が定着していく．日本に住んで日本人の両親に育てられている赤ちゃんや幼児にとって，[R] と [L] の発音を聞き分けられることは何のメリットもない．だから我々日本人の耳と脳はRとLの2つの音を脳内の同じ引き出しに片づけてしまう．その結果，2つの区別にもたもたしてしまうのである．

4 胎生期におけることばの学習

胎児の聴覚に関する研究はほとんどない．胎児の心電図を母親の脳波から抽出することは独立成分解析（ICA）という手法で可能となったが，脳波や聴性誘発反応を記

録することには成功していないからである．わかっていることは胎生4か月を過ぎる頃には胎児の聴器はすでに完成しているということ，胎生6か月頃には外界の衝撃音や強大音に対して胎動という形で即座に反応するようになることくらいである．6か月で胎動が観察されるのは，聴器の発達と言うよりは胎児の脊椎や筋骨の発達によるところが大だと思われる．3か月でも同様のレスポンスが脳では生じているかもしれない．胎児の聴覚については聴覚生理や音響学の知見をたよりに推察するくらいしかないようである．

　大気の振動である音波は，液面に達して波に変化するとき，40dBのロスが発生する．80dBの音は40dBまで減衰するということである．母胎内で生じる血管雑音や呼吸や体動から生じるノイズが仮に50dBとすれば外界の音は90dB以上でないと胎児の耳に届かないであろう．実際，胎児がビクッと胎動するのは，食器の割れる音（90dB）や花火の上がる音（95dB）だったりする．胎児の耳に辿り着くのはおよそ母親が発する音声である．血管雑音や呼吸音やグル音（腸管の蠕動音）など雑音に遮られながらも外界からの音よりはるかに効率的に胎児の耳に届く．それはとくに妊娠後期の児頭が骨盤に固定する時期である．胎児は母親の音声が母親の脊椎や骨盤を経由して骨導で響いてくる音を聞くことができるからである．しかしバック・グラウンドに生体雑音というノイズのある環境下では，音の起始点や終点を正確に把握することはできない．単語の区切りや句読点といった無音部分の検知も困難であろう．低い周波数の音色は生体雑音にかき消されて明瞭に弁別することも難しいであろう．胎児の耳には自ずと周波数や音圧という情報よりもイントネーションやアクセントなど韻律情報がより主体となって届いている可能性が高いと考えられる．さらに胎生期の聴覚は体性感覚と密接に相互作用する関係にある．母親がお腹を触ったり，体を動かしながら胎児に語りかけることは，より明瞭な求心性のシグナルを胎児の脳に送るのに有効と思われる．

5 出生後からのことばの獲得様式

　ネコを用いた視覚研究によると一次視覚皮質にある眼球優位コラムは生直後から生後3か月の時期に形成されていく．生直後のネコの片目を縫合し視覚入力を遮断し，一次視覚皮質のニューロンに求心性シグナルがこないようにすると，遮断側の目は光刺激にもほとんど反応しなくなる．一方，成ネコでは片眼の遮閉をいくら長く続けても，眼球優位コロムに変化は生じないそうである．末梢の感覚受容器からの刺激がその感覚モダリティに対応する一次感覚皮質の正常な発達には不可欠な時期があることを意味している．形質遺伝子に導かれて形成された器官は，末梢からの感覚刺激という求心性のインパルスなしにはその機能が導かれない．こうした機能的な構築が出来

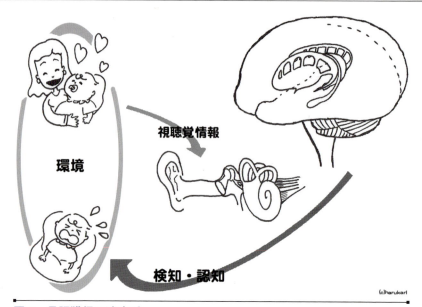

図5　言語獲得の適応系
　生直後，聴器が完成しているのに対して，視器は数年をかけて成人と同じ機能へと発達していく．聴器と視器の発達のタイミングに差異があることによって，聴覚認知の発達が先行する．乳幼児期の聴覚性入力の不足は，聴覚主体の発達を阻害する一因となる．発達障害や学習障害をもつ児の視覚優位の現象は，新生児期から乳幼児期の聴覚活用の不足がその原因かもしれない．

上がる重要な時期を「臨界期」または「感受性期（敏感期）」ということばで表現する．ここで注意しなければならないことは視覚と聴覚の違いである．視覚は出生直後には感覚受容器はまだ未完成で数か月かけて視力を得ていくが，聴覚は出生直後はすでに形態的にも機能的（聴性脳幹反応）にも完成している．出生直後に時に発見される難聴の一部には，胎生期における音曝露の不足が関係しているかもしれないと私は疑っている（**図5**）．

　出生後に必要なのは感覚入力だけではない．適切な教育を受けないと人間らしさを獲得することが困難となることが，アヴェロンの野生児の事例から明らかにされている[7]．この野生児は，発見当時，完全に人間らしさを失っていた．「少年の感覚機能は非常に低下していた．視線は定まらず物を凝視するということがなく，物のニオイを嗅ぐ癖はあるものの嗅覚も未発達だった．クルミを割る音のような本能的な欲求に関係する音には反応するが音楽などにはまるで反応せず，触覚も視覚との連動性がみられない．また，叫び声をあげることはあるがことばを発声することはない．知的能

力も遅滞しており，思考力や記憶力が欠如していた」[7]という．

　教育によってそうした障害は乗り越えられると考えた軍医ジャン・イタールは正常な人間に戻すための教育を5年間ほどこしたが，ヒトとしての人間らしさを取り戻すことはできなかった．

　この野生児のこうした問題点がどのような脳の発達の障害によるものであったかについて，考えてみよう．

　脳は記憶を獲得することでその機能を高め，記憶を活用することによって行動や思考を生み出す．記憶には，"鶏は三歩歩けば忘れる"の例えのように1〜2秒しか保持されない単モダリティな「感覚記憶」，電話番号とか意味のない事柄の記憶はせいぜい7つくらいということからマジックナンバー7ともいわれる20秒程度しかできない「短期記憶」は生物に備わる生理的な記憶の能力である．大脳の発達した霊長類には「ワーキングメモリ」や陳述記憶とか意味記憶など言語化された形で長い期間保持保続することのできる「長期記憶」の能力が備わっている．前者が，非古典的聴覚路である大脳辺縁系で処理される記憶情報であるとすれば，後者は古典的聴覚路を介しての皮質-皮質間結合によって導き出される脳機能である．末梢からの標的となる感覚モダリティに正しく対応する一次感覚皮質との神経結合，そして皮質-皮質間結合を含めた二次感覚皮質をも含んだ広汎なネットワーク，主に前頭前皮質の関わりによって意味記憶や陳述記憶はさらに高度な認知行動を生み出す源になっている．この野生児のように言語獲得のなされていない，つまり言語の活用ができない状況下では陳述記憶や意味記憶のような様式での記憶を行うことができないので教育的な矯正を試みた軍医は，「思考力や記憶力が欠如していた」と結論したのであろう．

　また野生児には「視線は定まらず物を凝視するということがない」特徴が観察されたと記述されている．しかし，聴覚コミュニケーションができない野生児はろう者と基本的に同じ条件下にあるから，そうした行動が必ずしも病的な状態とは言いがたい面がある．例えば手話を母語として用いるろう者は，健聴者に比して周辺視野も含めて積極的に視覚活用していることが知られている[8]．手話は，単に手の形のみで意味伝達する方法ではなく，手の位置・動き，手話をしている者の表情や口の動きなども含めて意思伝達の重要な要素として活用しているからである．健聴者は手話を見る際，相手の手の動きばかりに目が奪われがちであるが，ろう者は相手の口や表情にも意識が集中していて，腕や手の動きや位置は顔を中心として相対的に捉えている（周辺視野の活用）．またろう者は手指で空中に伝えたい文字を相手の顔の前で書く方法，受け手はその文字を裏側から見ることになるため画数が多くなったり複雑な形態になると空書の文字理解は困難になりがちであるが，ろう者はミラーイメージであってもその形状を的確に理解する能力がある．野生児の視線が安定しないことは，健聴者でな

くろう者の視空間認知の作法（行動）をとっていたためにそのように評価されたのではないだろうか．野生児が示した「物のニオイを嗅ぐ癖はあるものの嗅覚も未発達だった」状況については次のように解釈することもできるであろう．嗅覚に関する知覚や認知はいくつかの段階を経て情報処理される．ニオイの存在そのものを（吸気によって自然に）検知し，そのニオイに対する本能的な意味での「好き・嫌い・無視」の処理が意識下に行われ，そのニオイの存在を「嗅ぐ」という行為で再確認したりする．ここまでが皮質下での情報処理となる．さらに検知されたニオイは，皮質-皮質間結合によって意味記憶やエピソード記憶といった脳内記憶とも参照されていく．

　ニオイの知覚と認知という一連のプロセスは，「いいニオイ」「イヤなニオイ」「美味しいニオイ」「まずそうなニオイ」という判断にまで至り初めてその後の摂食行動などにつながるわけである．ヒトの場合，嗅覚でのそうした判断が難しくても視覚や触覚あるいは味覚といった他の感覚モダリティや「からだに良い」というような意味記憶によって本能的には「イヤなニオイ」に類するものであっても摂食することが可能になる（皮質的な認知が，辺縁系の判断を上書きしてしまう）状況が生じえる．ヒトは他の動物に比べて嗅覚の能力が低いため，大脳皮質レベルからのトップダウン処理のウェイトが大きくなる．そのためこの野生児においては言語の獲得もなされていないことと相まって「物のニオイを嗅ぐ癖はあるものの嗅覚も未発達だった」状況が生み出されたのではないかと考える．このことは聴覚においても同様だったと考えられる．聴覚を活用した教育の欠如は，音刺激にさらされてもそれに対する意味記憶や陳述記憶が脳内に形成されていなければ，「本能的な欲求に関係する音には反応するが音楽などにはまるで反応せず」「クルミを割る音のような」摂食行動のなかで獲得されたエピソード記憶に基づく音にしか反応できなかったのであろう．ヒトの皮質-皮質間結合における発達のなかで最も重要な変化は，触覚（体性感覚）と聴覚のもつ生来の相互作用的関係性が，出生後の視覚の活用に伴い視覚と聴覚，視覚と触覚という2つのストリーミングを形成することにある．そしてそうしたストリーミングの形成に運動器の活用，手指の巧緻性を高めることが大きく関わっている．野生児はその環境ゆえに道具を使うという教育を受けることがなかったため「触覚も視覚との連動性がみられない」ような皮質-皮質間結合の状態にあったのだろうと思われる．言語獲得期に言語学習の機会を与えられていなかった野生児が「叫び声をあげることはあるがことばを発声することはない」のは当然であり，言語の活用ができなければ「知的能力も遅滞」するのは当然の帰結であろう．

　胎生期から新生児期に至る一定の期間において，ニューロンは急速に増加しながら，形質遺伝子によって導入された標的臓器と接合したり，外界からの刺激頻度によって，シナプス結合し，シナプス効力を高めたり，休止したり，時には軸索そのものまでを

も廃用萎縮させていく．感覚入力＝外界からの刺激がなければ，必然としてシナプスは刈り込まれていく．

　胎児の段階で何らかの障害や環境要因によって音の入力が適切に内耳を刺激していなければ，聴こえのネットワークの神経解剖学的な構築はなし得ないであろうし，神経そのものの変性や萎縮といった病態を生み出すかもしれないからである．ニューロンとニューロンが樹状突起や軸索を介してお互いがそのシナプス効力を高めることで初めて末梢感覚器と大脳皮質との有効なネットワークが形成されている．

6 新生児期におけることばの発達

　出生と同時に羊水の中から出てきた赤ちゃんは，水生から陸生へと生活環境を一転させる．子宮に圧迫され狭いところにいた体は大気圧の環境に変わる．まずは陰圧な空洞である肺にたくさんの空気が流入していく．吸気や呼気の運動によって声帯が振動し，自分自身の声に驚き，再び泣く．手足をばたばたさせしっかり泣くことは，健康な肺と聴覚を授かった証である．赤ちゃんの聴力は出生直後すでに 40dB 未満であり，我々大人の聞こえと同じくらいの感度を授かっている．新生児の特徴は大人に比べると高音域での聞き取りにおいて非常に鋭敏であることである．成人の聴覚が 2,500Hz くらいの音で最も敏感なのに対して，新生児は 6,000 ～ 8,000Hz くらいまで帯域がシフトしている．成長とともに耳介の形状や外耳道の大きさが落ち着いてくる学童期の頃にはほとんど成人と同じ感度にまで変化していく．我々ヒトの聴覚は 250 ～ 6,000Hz くらいで最も感度が良くなる構造になっており，その帯域に言語として用いられる音素が収まっている．

　さて，出生すると，新生児は退院するまでの数日の間に産院で新生児聴覚スクリーニングを受ける．新生児聴覚スクリーニングは 1990 年代の後半から普及が始まった比較的新しい新生児スクリーニング検査で，現場では略して「新スク」と呼んだりしている．

　新生児聴覚スクリーニングには，現在 2 つの手法がある．自動聴性脳幹反応（aABR）と耳音響放射スクリーナー（OAE スクリーナー）である．いずれか 1 つあるいは両方を実施など施設によって対応が異なる．aABR は，内耳から脳幹に至るまでの音に対応して生じる脳波を計測し，その波形から聴覚の機能をスクリーニングしている．OAE スクリーナーはもっぱら外有毛細胞（OHC）の機能評価に特化した手法で，経外耳道的に刺激音を入力，そのとき発生するバックエコー音を指標にして聴覚の状態を評価する仕組みである．現在のところ OAE スクリーナーの方が装置の導入コストが廉価であることから，後発の検査手法ではあるがかなり普及しているようである．OAE スクリーナーの問題点は，蝸牛神経形成不全症のような疾患をスクリーニング

することができない可能性があることであり．内耳機能は保たれ蝸牛神経だけが障害されているような病態に対してOAEスクリーナーは無力である．

聴覚スクリーニングの基本は，小児の難聴をきたす疾患は，出生時に観察される1/1,000の遺伝性難聴だけでなくその他様々な原因で起こりえる．それゆえに1回のスクリーニングに一喜一憂するのではなく，成長の過程のなかで聴覚の発達を適時チェックすることが大切である．

7 幼児期のことばの発達

4歳くらいまでの期間に子どもは驚くようなスピードで母語を獲得していく．乾いたタオルに水がしみこんでいくようにあらゆる「ことば」が物の見事に脳に記憶されていく．最初にことばが出る頃には脳内には1,800語以上の単語を区別することができるようになっており，就学直前には賢い子どもなら6,000語近くの脳内辞書が出来上がっているという説もある[9]．

音声としての聴覚情報が大脳皮質に刻まれていくには，少なくとも以下の3つの条件が必要である．
1）反復
2）新奇性
3）多感覚統合

反復とは刺激が一定回数以上繰り返し提示されることを意味する．学習や記憶は，常に反復提示が必要である．繰り返し音刺激することで，その任意の音刺激にだけ対応する特定のニューロン群の発火が生じる．神経インパルスは明確な集簇的シグナルとしていくつかの神経核を上行していく．音刺激によって開かれる経路はもっぱら古典的聴覚路をメインストリームとして求心性に一次聴覚皮質を標的としている．三叉神経や迷走神経などを含んだ非古典的聴覚路も経由するが，神経インパルスの主たる発火は古典的聴覚路を上行する．繰り返し刺激されることで末梢感覚受容器と皮質領域の間のシナプス効力は強化される．ある年齢までは刺激頻度に応じてより太く速い軸索へと変化する（成人になってもこうした訓練によって徐々にではあるが神経ネットワークの強化が生じうるとMoller[4]は指摘している）．

一方で，音刺激が少ない周波数に対応する末梢感覚受容器や一次聴覚皮質の周波数マップ領域は，シナプス効力を弱め，時にその機能を休止させたり休眠させたりする．ネットワークは神経可塑性の発現という法則に則ってより頻度の多いものに取って代わられてしまう（Use it or loose it.）．母親が繰り返し子に語りかけることの意味は子どもが母語を獲得するという状況においてそうした「反復」が脳の可塑性発現を促し，母語に特化した音韻カテゴリーにより速やかに応答するネットワークがつくられ

ていくことを意味する．より頻度が高く出現する音素に対応する聴覚マップが形成される．聴覚マップ上に獲得される音素の数は，その母語によって異なる．一般にそうした音素の数はそれぞれの言語により40～80個程度あるとされている．読み書きの教育が行き届いた日本の学校教育では標準語化されている書記言語としての日本語と多彩な方言からなる聴覚（音声）言語としての日本語にはもともとミスマッチがあるが，メディアを通じて展開される標準語の普及によって，公に使用される音声言語での音素数は，方言などの地域性のあることばに比して少なくなってしまっている．さらに，日本語固有の問題として，言語そのものがCV（子音→母音）あるいはV（母音）のパターンの配列で単語が構成されていて，C（子音）で終わることばがないことが日本人の外国語学習の垣根になっている．音素を認知する脳内の時間窓が，母音の収束をもって次なる音素の出現を待機するという聴覚情報処理のくせをもちCVやVに特化してしまい，CVCやVCといった子音で終わる音を知覚することが苦手な耳になっていることである．こうした日本語固有の音素配列の問題は，我々の耳を[R]や[L]といった流音の聴取が苦手な耳にしてしまっている．

　音素の識別に次いで必要なのが，単語や文といった単位でのことばの聞き分けである．基本は複数の音素配列のエンベロープを了解することである．

　繰り返し提示される複数の音素で構成される音韻エンベロープが，脳に単語というカテゴリー知覚を形成していく．これは文レベルでも時間長が短いものは同様に処理されていると思われる．

　単語レベルあるいは文レベルでのカテゴリー知覚の成立には無音部分の検知が重要なキーとなる．とくに初めて聴取するあるいは新規に獲得する必要がある単語や文を学習する場合，正確に無音部分を検知することができなければ，単語や文を構成する単語を正確にトレースすることができないからである．騒がしい教室や残響の多い場所では学童の学習が阻害され，学童が教師に対して注意を保持することも困難となる．本来，新奇性に富んだ知識の吸収の場面であるはずだが，聞き取れない＝既知の知識に置き換えて判断してしまうことになり，学級崩壊が生じるのではないだろうか．ノイズや建築という要因は聴覚的注意保持に少なからぬ影響をしていると思われる．高齢の軽度難聴者の認知機能の劣化は，難聴が原因で促音などを聞き逃しやすくなり，その結果，1つの単語を2つの単語として知覚してしまい，意味的理解が困難となることが考えられる．

　言語獲得において次いで重要となるのが新奇性である．新生児の耳は，一次聴覚皮質上の周波数マップにまず800種類以上の音韻に対応する部位を形成する．しかし，音素の出現する確率分布に基づいて最終的には40～80個程度の子音と母音のみを識別するようになる．聴器のもつ音韻弁別にはこうした冗長性が備わっている．

連続した音素の分布パターンのうち頻度の高いものは音素の集合体である単語として記憶していくようになる．単語レベルでのカテゴリー化によって一定数の語彙が獲得されていくプロセスのなかで，SV，SVC から成る文レベルでのカテゴリー化がさらに進んでいく．一定数以上の処理資源を獲得してしまうと，音素レベルあるいは文レベルにおいても冗長性が生じてくる．新奇性に富んだ音素配列あるいは単語順でなければ，仮に繰り返し提示されても，既存の脳内処理資源のフォルダに取り込まれてしまうからである．音感的に全く新しい音色でありリズムであることが最もインパクトの大きな聴覚情報であることは疑いようはないが，次に述べる多感覚統合がそこに巧みに取り入れられることで，言語記憶はより強固に脳内に記憶されることになる．言語記憶の定着化には，皮質-皮質間結合の強化が必要である．
　言語は，音声を基本とする聴覚言語と文字を基本とする書記言語がある．
　聴覚言語は，揮発性で再現性や保存性において不安定だが音楽同様に情意性に溢れたコミュニケーション手段である．あらゆるコミュニケーションにおいてその最終形は，握手と直接の対話という形になるのは聴覚と体性感覚を統合させたコミュニケーション手段をヒトが最も生理学的に切望しているからなのだろう．聴覚は，非古典的聴覚路を常に内包しており，そのことは三叉神経や迷走神経の干渉を受けやすいというメリットとデメリット（安心あるいは不安という情意が常に内包される）を持ち併せており，論理的な情報交換には必ずしも優れた手法とは言えない．
　一方の書記言語は，文字の発明によって生まれた言語であり，聴覚言語のもつ欠点を解決する手段として重要な役割を担っている．書記言語は，見読性，保存性，再現性において優れている．紙などの長期保存可能な媒体へ記録されることで聴覚言語と異なる．論理や情報の伝達において書記言語は優れている．インターネットや IT 技術による情報伝達が瞬時に行えるようになった現代においては，聴覚言語も書記言語も空間や時間という壁を容易に乗り越えることができるコミュニケーション手段へと変化している．
　聴覚言語と書記言語の他に我々が忘れてはならないのが，手話である．手話にはろう文化から生まれた日本手話と聴覚言語・書記言語として日本語に対応した日本語対応手話（シムコム）の 2 つがある．いずれの手話にも共通していることは，手話そのものは保存性や再現性や見読性において書記言語にはかなわない一面がある点で聴覚言語に類似しており，書記言語も日本語対応手話も感情豊かな表現という点で日本手話には到底及ばないことである．ろう者に人工内耳を装用させ聴覚コミュニケーションを獲得させても，いまなおろう者が聴者のような豊かな情意表現をするには至らない．ろう者がろう者による日本手話をもってろう文化としてのアイデンティティを主張する理由は，聴者が外国語において母語同様な感情表現が難しいことと多分に

同じ問題を内包していることを我々は理解しておく必要がある．

8 学童期以降のことばの学習

　ここではまず学童期にしばしば観察される教師と親と本人のミスマッチな事例を紹介する．

事例1：滑舌不良と言われた帰国子女（6歳，男子）
主訴：発音の歪み，構音障害？　滑舌が悪い？
　聡明な顔立ちの男の子が母親に連れられて私の外来に訪れた．母親の手にする要受診の書類には，「保護者の方へ【診断】構音障害の疑い：発音・音声の異常が認められます．耳鼻咽喉科で精密検査と治療を受けてください．XXX 小学校　校長 XX XX」と書かれていた．母親は「子どもはどこも悪くないでしょう．今まで幼稚園でも家庭でもことばのことでは何も問題なかったんです．何でこんな紙をもらうんでしょうか？　うちの子は病気ですか（・0・）」と憤りと不安まじりな状態であった．早速純音聴力検査と鼓膜インピーダンス検査を行ったが異常はない．そこでさらに語音聴力検査を行ったがこれも問題ない．そこで語音検査を今度は答えを書き出させるのではなく復唱させる方法で行った．そうすることで言語聴覚士が構音チェックをしてみたところ，「し」や「す」の音の発音に歪みのような音が混ざることがわかった．「さしすせそ」の発音のときに舌を上下の歯に押しつけたり挟むような動きをさせて発音していることが観察できた．

　私　　「お子さんは帰国子女ですか？」
　母親　「いいえ」
　私　　「お父さんは英語圏の方，あるいは英語が母語の方ですか？」
　母親　「いいえ・・・・．でもうちの子どもは年数は少ないけど帰国子女みたいなものなんです．2年だけでした．私たち両親は関西人で，主人の仕事の関係で家族でニュージーランドに行きました．就学のタイミングで帰国して，○○市の公立の小学校に入学させたんです．」
　私　　「現地での日本語は？」
　母親　「子どもの語学力アップを考えて，現地校の幼稚園に入れました．家庭も英語で，どっぷり英語漬けにしていました．」
　私　　「なるほど，なるほど．で，今回，学校の先生からは，どんな発音の歪みがあると指摘されましたか？」
　母親　「（おいしい）と発音するときに（おうぃすうぃ）となるみたいです．サ行の

発音がとくにおかしいと言われました.」

　私は，自身が妻子（当時3歳と5歳の娘）を連れて留学した経験があったので，すぐにその問題の根っこに気が付くことができた．
　そこですぐに受診している児に質問をした．

　　私　　「ボク，Oh sweet！って発音してごらん．じゃあ今度は美味しいを発音してみて．」
　　ボク　「おぅすうぃーっっ，おいすぃーっっ」
　　母親　「(゜Д゜)？？,,,,(*^_^*)」

　本児は，英語ベースで日本語の「美味しい」という発音を覚えたために，「うまい，うめえ，美味しい」というカテゴリーではなく「Oh Sweet！」の仲間として「美味しい」ということばを耳から学んだのである．外国人が日本語を覚えるときと同じような英語訛りの日本語発音になっていたのである．
　日本語の音素は「あ」「い」「う」「え」「お」の5つの母音に9種の子音だが，欧米の言語は母音が6つ以上あるし子音も30個以上ある．さらに困ったことに我々が多用する9種の子音は彼らがよく使う頻度の高い子音とは異なっている．例えば，日本語のサ行は1つの [s] で表現されるが，欧米の子音なら [ɸfθsʃsɕçxχħh] と実に多様にサ行を使い分けることができる．本児は，「美味しい」という日本語よりも先に美味しいものにありついてそれをほおばりながら「Oh sweet！」としゃべることの方を先に覚えてしまった．意味カテゴリーを優先して聞こえたままに学習するのではなく，聞こえた音を音韻カテゴリーでひとくくりにしてしまい，「美味しい」の発音が，歪んでしまったというわけである．
　「たくさんの種類の [s] を使い分けられる耳と口をもっていることはすごいことである．これは将来の語学力につながるある意味天賦の才である．変な矯正をすることはそれがトラウマになってマイナスになることもある．親がもっと自信をもって育ててあげてください．友達との輪のなかでそうした発音の歪みは自然に落ち着くところに落ち着くから気にしなくていいです．学校の先生には私からそのことを伝えておきます．」と診察を終えた．その後，彼はバイリンガルな才能を損なうことなく順調に学校生活を送っていると聞いている．

事例2：子ども達の英語が聞き取れない英語教師（60歳，女性）
主訴：子ども達の英語が聞き取れない．難聴なら補聴器をつけたい．

　小学校の英語クラスを受け持つ60歳になる英語教師が子ども達の英語を聞き取り難いということで私のところを受診された．英検は1級で教歴も見事で絵に描いた見本のような優等生の先生であった．しかし，その先生の訴えは深刻であった．

> 教師　「休み時間中に子ども達が英語で話しているその輪に入っても彼女達が何を話しているのか聞き取れない．おそらく老人性難聴になっているから，先生に検査や診断をいただいて，補聴器の処方せんもお願いしたい．」

　そこで，純音聴力検査など聞こえの精密検査を一式行ったところ，この先生の耳は地獄耳ではないかと思えるほどによく聞こえている．同世代と比べても明らかに聞こえている，そんな元気な聞こえの耳だったのである．検査音や日本語は聞こえるけれど，子ども達同士の英語での会話は聴こえない．

> 私　「これは難聴のせいじゃないので補聴器をつけても聞こえるようにはなりませんよ．教室で教えているとき，その子達はどんな反応ですか？」
> 教師　「その子達は成績はいいんです．たぶんクラスでもトップグループの子ども達です．でも，最近は私の教えているときは私語が多くて困っています．」
> 私　「他には・・・？」

***Note*　音韻ループ**

　我々は様々な情報を音声言語で表現している．音声言語が，脳内で繰り返されるとき，一時的に音韻情報は保持され，また再生することができる．声や音といった情報は頭の中でリハーサル（想起）することができる．

　会話や音楽は揮発性であり時間のなかで消え去ってしまうから，内容を理解するにはその内容を単語や文として一時的に保持する必要が生じる．例えば，既知の音韻情報を脳内で再生するときは，歌声や音楽は脳の中で再現される（音韻ループ）．音韻ループは，言語情報の特定的処理に関与している．音韻貯蔵（phonological store）は，2，3秒間で減衰する音響あるいは音韻的なかたちの記憶痕跡を保持する働きであり，もう一つは調音リハーサルである．いずれも内言的性質をもっている．一時的にスプールされている音韻内容をリハーサルし，再調音し，記憶痕跡もリフレッシュされている．

教師 「その子達は帰国子女のグループなんです．あるとき休み時間にその子達のグループに混ざって会話しようと思ったんです．ところが彼女たちがこちょこちょと話している『子どものしゃべっている』英語が全く聞き取れなかったんです．それ以降，子ども達は私の授業を真剣に受けてくれなくなったんです（T-T）」

私　「繰り返しますが，検査の結果，難聴という内耳レベルの問題は認めません．これはより高次のレベル，例えば認知レベルにおけるエラーによるものです．英語圏の子ども達は，耳でたくさんの音素を識別できても，幼少期はそれをクリアな発音で区別して発信することができません．そんな少しぽわんとした感じの発音のことばをスポンジワードと言います．その音は第2外国語として英語を扱っている大人から見れば変な発音に聞こえるかもしれませんが，母語として扱っている人はそうした少しぼけた発音の学習を通じて音韻カテゴリー知覚の能力が出来上がっていきます．外国語は当然ながら母語ではありませんから，スポンジワードを聞き取ることは大人になってから英語を学んだ人にはすごく難しいのです．」

聴覚と他の感覚モダリティとの相互作用

　古典的聴覚路と非古典的聴覚路を学んだ我々は，聴覚が三叉神経領域の知覚や自律神経系とくに迷走神経が調節している機能の失調と大きく関わることをすでに十分理解している．

　また視覚における皮質-皮質間結合としてのストリーム分離によって生み出される運動器と聴覚の相互作用あるいは聴覚における視覚と体性感覚との相互作用について学んだことで，ヒトが他の霊長類には難しい書字する能力をもつに至った偶然を理解できたのではないだろうか．

　聴覚と痛みの相互作用は，片頭痛と耳鳴，片頭痛とめまい，顎関節症と耳鳴あるいは片頭痛といったいわゆる不定愁訴が，非古典的聴覚路の不適切な活性化で生じたものである．古典的経路を伝達する外界からの刺激に応答するネットワークよりも意識下で処理される非古典的経路での情報処理がより前面に出ることでこうした不定愁訴が生まれる．

トップダウンとボトムアップ処理

1 認知プロセスの2つの様式

　認知プロセスは，大きく2つに分けるとトップダウン処理とボトムアップ処理とがある．

　トップダウン処理とは，既知の知識や期待や仮説に基づいて，目の前のもの・聞こえた音（こと）を理解する情報処理様式をいい，概念駆動型処理とも呼ばれる．相手の血液型や容姿だけでその人のキャラクターを作り上げてしまうのもトップダウン処理だと言える．聴覚コミュニケーションは，ある意味，大なり小なり思い込みであったりイリュージョンであると言える．

　ボトムアップ処理とは，見ているもの・聞いている音（こと）について，それらを構成する要素を分析し，分析された特徴から認識を成立させる方式のことを言う（データ駆動型処理）．人間を理解するとき，血液型や容姿にとらわれることなく，相手の言動に注意を傾け，ある程度の時間をかけてその人となりを理解することがボトムアップ処理だと言える．

　だまし絵として有名な「ルビンの壺（**図6**はその一例）」．この絵の見る場所を変えることで，向かい合う人の顔に見えたり壺に見えたりするときの脳内処理がボトムアップ処理である．他人から「2人の向かい合う顔のこの絵をどう思う」と問われた

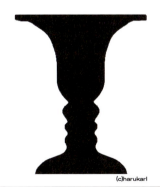

図6　ルビンの壺の一例
　だまし絵の一つ．見ようによって壺にも向かい合う顔にも見える．「壺が見えますか？」「どんな顔に見えますか？」といったプライミングによって見え方は変わる．視覚認知は，あらかじめ与えられた情報によってその認知がいかようにも変化しうる．

> **Note　反転授業**
>
> 　自宅での予習，教室の講義，ホームワーク（宿題）などを生徒に課し，試験で評価するのが従来型（現行）の授業パターンである．それに対して反転学習では，教室の講義に相当する内容をあらかじめ動画で自宅などで各自に予習させる．教室では，従来なら宿題とされていたような課題内容を生徒間でグループディスカッションさせるなどして学ばせる形態の授業を言う．従来型と順番が逆ということで反転授業と呼ばれる．従来型の予習スタイルは，自宅においては書記学習となり，イントネーションやアクセントを含めた正しい読みを学ぶことが難しい．生徒や学生は，教室で初めて聴覚的に学ぶことになる．反転授業は，1）最初の段階で聴覚的に学ぶことができる，2）繰り返し聴くことができるなどのメリットがあり，障害のある子ども達の新しい教育提供スタイルとして期待される．こうした授業形態が可能となったのは，インターネットやタブレット端末などITの普及によるところが大きい[10]．

ことによってプライミング（刷り込み）がかかると，その絵をどのように見てもいつも2人の顔にしか見えなくなるのはトップダウン処理である．
　聴覚コミュニケーションにおけるトップダウンとボトムアップについて考えてみよう．
　例えば「おはようございます」という挨拶のことばが，周囲の雑音によって途切れ途切れに「お■よう■ざ■ま■（■雑音）」と耳に届いても，私達の脳は音韻エンベロープ（音素の時系列状に展開されるパターン）と脳内に記憶されている音韻テンプレートのマッチングを瞬時に行い候補となる単語を想起し，様々なタイプの長期記憶を駆使して「時間・場所・シチュエーション」から相手の発したことばを想起（想像）し，それに最適なレスポンスをする．日常生活における何気ない聴覚コミュニケーションのほとんどは，こうしたトップダウン処理で行われる．難聴がある場合，周りが静かな場面では，「おはよ○ござ○ま○（○聞こえない無音部分）」と聴き取れない音素があるために1つの単語が途切れ途切れに聞こえてしまう．あらかじめ脳内音韻テンプレートとしてそれに対応する処理資源があれば，マッチングによって単語を想起することまで辿り着けるが，親密度が低い単語の場合には無音部分の存在によって本来1つに識別すべき音を即座に想起できず，3つの音として認識してしまうエラーが生じることになる．
　学校などの新規の知識を学習する場面においてはもっと深刻である．難聴がなくても雑音によって音韻情報がマスキングされてしまうと，正しい音韻情報を耳だけで獲得することが困難になるからである．仮に事前に予習をしていたとしてもその漢字の正しい読みや外国語の正しい発音をあらかじめ理解できていなければ，聞き取りにく

Note　ダイナミックサウンドフィールド(DSF)システムとインクルーシブ教育

インクルーシブ教育とは，障害のある子どもを含むすべての子どもを通常の学級において教育する理念で，世界的にそうした流れにあり日本でもそうした教育体制の整備が進んでいる．聴覚障害や視覚障害やASDなどの児を普通学級で学ばせるためには学習環境の整備が必要である．例えば，聴覚認知障害，難聴，学習障害などの生徒に対しては教室のどこにいても先生の声がはっきり聞こえる環境が必要となる．難聴や注意障害のある児は，正しい音で学ぶことや注意を維持することが重要であるが，教室の音環境は劣悪で残響などがひどく正確な発音で聴取したり，注意を維持したりすることが困難なことが少なくない．そうした様々な児のかかえる問題に自在に対応するための装置としてDSFシステムがある．DSFシステムは，残響音の発生し難い線音源スピーカと難聴児支援に主眼を置いたFMシステムの2つから構成される．教師が装用したインカムで拾った音声は，1) 残響のないより明瞭な聞こえ，2) 生徒の集中力維持を支援，3) 教師の声帯への負担軽減（声帯ポリープなどの予防）の効果が期待できる．

い音について音韻修復というトップダウンが働いて，本来ボトムアップ的に獲得されなければならない情報が歪んだ（誤った）形で学習されてしまうからである．欧米では公立学校を中心にサウンドフィールドシステムの導入が進んでいるのは，児の注意を保持したり教室のどの場所にいても正確に聴き取れるような環境が学校教育にとって教育技法よりも重要であると認識されているからであろう．実験的試みとして始まっている反転授業は障害のある生徒や学生が事前に繰り返し学習できる点で大変優れた方法で広く普及する必要があるだろう．

2 母語学習，最初はボトムアップ

胎児は，触覚が最も早く発達する．胎生2か月頃には手指を口に入れたり，顔や身体，子宮壁に触れたりする姿が3D超音波検査などで確認できる．身体と外界との関係性についての学習は胎児期にすでに始まっている．早産児の発達支援の方法にはタッチングやカンガルーケアという適度に体性感覚を刺激する手法があるが，本来，胎内で蓄積されるべき触覚経験の不足が出生後の発達に大きな影響を与えるのではないかとの見方から感覚入力の不足を補う目的で行われるものである．少なくとも満期分娩で出生する赤ちゃんは，窮屈な子宮の中で10か月を過ごし，胎内での成長とともに様々な体表部位が触覚刺激を受けている．

聴器は触覚よりやや遅れ胎生4か月頃に完成する．胎児は胎内でも聴覚認知を行うことが可能なコンディションの状態にあり，妊娠6か月を過ぎる頃には外界の音

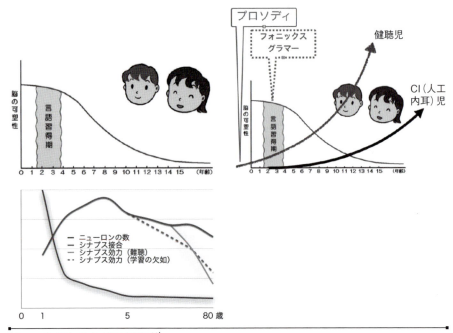

図7　生長とことばの獲得[12]

に反応し，胎動を見せるようになる．皮膚が子宮からの圧迫を受け，手足を動かそうとするとそこに応力が発生するように，聴器も母胎の中で音刺激にさらされる．母親の呼吸や血流などといった生体雑音に始まり母親の歌声や会話，さらには大きな音ならば外界の音にも驚かされながら数か月を胎内で過ごすことになる．

　感覚モダリティは，2つの法則で相互作用する．発生学的あるいは解剖学的な理由からの相互作用と同時性のなかでの相互作用である．前者はもっぱら非古典的聴覚路におけるネットワークによって発現する変化であり，後者は古典的聴覚路における皮質-皮質間結合がもたらすものである．

　胎生期から新生児期において，我々の触覚と聴覚は密接な感覚統合を維持している．聴器の起源が体側に分布していた側線器に由来するものであることを考えれば，その神経学的構造の近接性は容易に想像できると思う．また胎生期から新生児期のごく初期においては，聴覚を活用して聴取する音の成分のほとんどが骨導によるものであることもある．そのため触覚と聴覚は相互補完的というよりも一体の感覚として発達する．皮膚感覚（触覚）と運動器の関係性も同様に密接である．運動器の発達は出生から幼児期の後半までかけて進んでいく．この時期のリトミックや音楽を介しての遊戯

Note 音韻修復

聴覚は閾値レベル以下の音を無音として知覚し、その無音部分が、句読点や語と語の区切り点と判断する。そのため、静かな場所で小さな声で話されると聞き取れない音が生じるが、その聞こえない部分は単語と単語の区切りとして知覚され、脳内にある音韻テンプレートの活用ができなくなる。一方で、騒音下の聴取の場合には、ノイズで消された部分の音素を脳がトップダウンで補填し単語の意味を理解することができる。こうした音韻修復はあくまでも脳内処理資源にストックされている単語でしか発揮できない。外国語学習などにおいては、やさしいヒソヒソ声の会話を聞くことや静かな場所ですべての音素をきれいな発音で聞くことが大切になる。

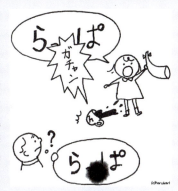

といったトレーニングが「体性感覚–聴覚–運動器のネットワーク」を強化させることで音楽やダンスの素養が形づくられる。

最も遅れてその発達が始まるのが視覚である。胎生 8 か月には網膜が形成され、標的器官としての網膜の形成によって脳との接続も形成されていく。9 か月になれば胎内にいても胎児は明かりを感じ取る能力をもっている。しかし外界が薄暗ければほとんど闇の状態（0 ルクス）だし、日中の明るい場所にいても胎内は薄暗いレベル（50 ルクス）ととても暗い状態である[11]。

出生後の環境変化によって、聴覚は触覚との関係性よりも視覚とのそれにウェイトを置き始める。より拡大された空間認知能を向上させることは種の存続のための本能と見なしても理にかなっている。

胎内から出生し光に満ち溢れた世界に住まうことで、光という刺激を初めて受容することになる。そのとき、新生児の視力は光覚弁レベルしかない。白と黒のコントラストくらいしか識別できないこの時期、新生児は母親の瞳（まばたき）や白い歯を最もよく観察することになる。

数か月を経て視力は 1.0 くらいまでになるが、白と黒のコントラストへの反応が先行することで視覚認知において逆三角形つまり顔に特異的に反応する脳エリア「顔細胞」が完成していくのであろう。顔細胞はヒトだけでなくチンパンジーでも存在する。

表情を認識する能力は、相手の感情やシンパシーを感じ取る能力につながっており、

Note 顔細胞

　大脳の側頭連合皮質には顔細胞という顔に特異的に反応する部位が生まれながらに備わっている．目により強く反応し，ついで口や鼻に反応することがわかっている．これは動くもの白黒のコントラストのあるものに対して反応しやすいためだと考えられる．
　新生児の視力は 0.01 ほどで明暗の識別はできるが，形状認識は 30cm くらい近づかないとぼやけてできない．生後 6 か月頃には 0.1 にアップし，視覚単独の認知が可能になる．ヒトの赤ちゃんの顔細胞は，生後 2 週間ぐらいからその活動を始めるが，母親の顔，とくに目を記憶するのは視機能の発達と顔細胞での学習から生まれる必然だと思われる．チンパンジーやヒトの新生児が見せる"新生児笑み"は，自己防衛のための反射の一つであるとの見解もあるが，顔を認識したときのミラーニューロンによる反射的な運動かもしれない．最も頻繁に新生児期から明瞭に見ることができた人間の顔をテンプレートにして，赤ちゃんは様々な人の顔を「側頭連合野」の「顔細胞」に記憶していく．

Note シミュラクラ現象

　ヒトは，3 つの点で構成される逆三角形を見ると人の顔であると判断してしまうように「後生」プログラムされている．感情などを読み取る目的で相手の顔（目と口）を見る．眼鏡やヒゲなどが加わると顔認識がし難くなるのは，目と口で構成される三角形を基盤に顔を記憶しているからと考えられる[13]．

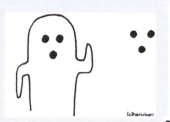

相手の笑みにつられ，ついついこちらも笑みを浮かべてしまったりする．これは，ミラーニューロンの働きによる生理的なレスポンスである．例えば，霊長類が笑みを浮かべるときには副交感神経優位となっているからそのとき攻撃性も和らいでしまう．ヒトやチンパンジーで観察される「新生児笑み」は何もできない新生児が自身を守るためにプログラムされた本能的な行動だと考えられている．

　さて，視覚が段階を経たプロセスで視覚認知情報を積み上げているとき，聴覚はどのような情報処理でもって聴覚的記憶を組み上げているのであろうか．生下時すでに新生児の耳は，すべての音に対して開かれている．それどころか外界に溢れる雑多な雑音を無視したりすることさえできないでいる．新生児期における聴覚の発達とは，まさしく取捨選択，不要な音を無視する機能を高めることに費やされる．取捨択一のルールは実にシンプルである．提示頻度が多いものを優先し，頻度の少ないものは却

𝒩𝑜𝑡𝑒　プロソディ知覚

　音声言語は，呼気と声帯振動と構音器官の調節によって展開される．この呼吸のリズムやブレスのタイミングによって，単語や文といった区切りが生み出される．しかし，実際の音環境には色々ノイズがあるので無音部分の検出は容易ではない．そのために我々はことばのうねりや抑揚のパターンをテンプレートとして記憶し，その情報から単語や文のブロックの識別をしていく．英語らしいリズムで発音する練習をすることは，相手の聞き取りやすさだけでなく自分の聞き取りやすさと聴き分かりやすさにつながっていく．

下していく．しかしこのルールは，トップダウンの処理でなく，ボトムアップ，それもニューロンレベルでの神経生理学的なレスポンスとして行われていく．同じ時間軸上に複数のラインの音が雑多に混線するように展開されているのが，雑踏や人混みといった実環境である．ある瞬間を時間横断的に切り取ってもそこにある音から何かを見出すことはほとんど困難である．音の情報とは，時間縦断的な情報，つまりエンベロープのなかにしか情報が含まれていないからである．聴覚におけるもっと重要な情報，視覚におけるシミュラクラに相当するコアに相当するのがプロソディである．

3 プロソディ知覚

　例えば，「…じゃない」という言い回しは語尾の上げ下げによってその意味が大きく変わる．
　1）否定文：「…じゃない」と「な」にアクセントを置くことで否定文となる．
　2）肯定文（反語的）：「…じゃない」と尻上がりの抑揚にすることで肯定文となる．
　3）疑問文：さらに，尻上がり（？）にすることで疑問の意を示すこともできる．
　聴覚（音声）コミュニケーションは，単語レベルあるいは文レベルでの音の強弱やリズム変化によって，同じ音韻配列であってもその意味を変化させることができる．こうした音声学的な性質の変化をプロソディと言う．発話における抑揚，音調，アクセント，音長，リズムなどエンベロープのすべてがプロソディの構成要素に含まれる（単語の発音における音の高低やアクセントあるいは中国語における四声などのような声調は含まない）．
　文字（書記言語）では，聴覚言語がプロソディとして表す表現に対して感嘆符「！」や疑問符「？」を用いている．しかし書記言語のみで，発話で実現しているような多彩な表現をすることは作家でもない限りそうそう自由自在にできるものではない．
　IT技術が普及した現在，そうした問題は少しだけ改善されてきたようである．

TwitterやLINEなどを誰もが利用するようになったこと，そうしたメディアを活用する際には実際の会話のリズムのようにチャットするために手短な表現が好まれること，媒体の制約から文字数制限があったりといったことからフェイスマーク・絵文字・スタンプなどが広く浸透していったのであろう．今後も，これらの手法とは異なる形での書記言語では表現しがたいプロソディ要因を補うための新しい表現様式が編み出されていくのであろう．

　出生直後から，言語の意味的理解はできなくても音声による呼びかけに対して，泣き止んだり，笑ったりすることから，胎生期のうちにコミュニケーションに必要な聴覚キューのいくつかは獲得していることが考えられる．胎生4か月以降には胎児は母胎内で母親の発する音声を聴取できる環境に置かれている．胎児は，母親の発する音声を聞きながらプロソディカテゴリー知覚の断片を学習し始めていることが推察できる．胎教において「胎児に向かって役者のように情緒たっぷりに話しかけたり絵本を読んであげなさい」という指導をすることがあるようだが，プロソディ学習においてそれはきわめて合理的な手法であると思われる．

　一方で，胎生期は，形質遺伝子に基づいて形成される器官に対してニューロンが軸索を伸ばし有機的な結合を完成させようとする時期である．視覚において出生後の感覚刺激の不足で盲になるリスクがあるように，胎生期の音刺激が不十分であれば，聴覚の健常な発達が阻害される可能性は否定できない．

4 トップダウンに必要な脳内処理資源とは何か？

　受験英語は，読解や定型的な会話などの力が問われがちであり，受験英語の語彙（ボキャブラリー）獲得は日常会話で使われる単語とは乖離している．幼児語（スポンジワード）や生活言語で使われる語彙の獲得はやはり生活のなかでしか覚えることはできない．私自身を振り返ってみても，学会会場内では質疑応答を英語で何とかできるのに，いざ懇親会だパーティー会場だとなってしまうと会話についていけない．言語を使うということは生活や文化や時には宗教などの思想信条に根ざした語彙や文を十分に処理資源としてもっておく必要がある．ITによっていながらにあらゆる情報が得られ，学べる時代であっても，学びたい言語が使われている国へ出向き生活することなしには本当の意味で外国語を身につけることは困難であろう．

　しかしまずことばを理解するためには，脳内に十分な語彙が必要である．そして，定型的な文レベルの会話も蓄えられている必要がある．我々は外国語を学ぶとき，一定数以上の語彙がなければ外国語を理解することはできない．一般に3,000語程度の意味を理解し，それを瞬時に聴き分けることができれば日常的な局面での外国語会話は困らないといわれており，8,000語以上の語彙の獲得で知的で高度なコミュニ

ケーションが可能になるといわれている.

　文法（グラマー）はある種のスタイルであり，そこにどっぷりと浸かることで自然に体得できる面がある．例えばパソコン操作の「ファイル→ 開く→ XXXX.doc」はSVCとなっている．「同意しますか？ はい・いいえ」のようにパソコン操作で我々は欧米人と同じ手順で意思決定をしパソコンを操作する．文法は生活や作法のなかから自然に生まれたものである．日本人が日本語を使うと「SCV＋肯定（あるいは否定）」となるのは日本の文化そのものである．文法は教育という陳述記憶にのみ依存する体系ではなく，個々人の体験（エピソード記憶）や経験（作業記憶）といった記憶にも大きく依存する．ろう児の教育において日本の「お行儀」をしつけることや武道や舞踏などの身体的「作法」を学ばせることが有効であるのは，エピソード記憶や作業記憶を活用できるからにほかならない．

5 高齢者のトップダウン

　高齢者は，高音漸傾型感音性難聴であることが多く，文レベルの聴取において，語尾のイントネーションを把握できないあるいは語尾のことばを聞き取れないという現象が生じる．このことは，非言語的情報を受け止めることの苦手さ，「・・・である．」か「・・・でない．」かの判断を誤認しやすい傾向がある．

　高齢者は前頭葉機能も低下しているため注意の維持が困難（ワーキングメモリの機能低下）となり，時間長の長いあるいは冗長でその趣旨が伝わりにくい文レベルの情報のときは往々にして最後まで話を聴くことを放棄してしまう．

　またそうした不完全な聴覚情報であるにもかかわらず，その断片化した言語情報を自分に都合良く認知してしまう傾向がある．話し相手が丁重に語りかけてくると，それによるプライミングで肯定的に聴いて行動してしまうというエラーもしばしば起こす．

　補聴器の活用は，脳内の音韻テンプレートを積極的に活用するための必須のツールであり，軽度難聴の段階から積極的に使用することが認知機能維持（思い込みやトップダウンエラーを回避する）においては重要であると思われる．

ろう児と難聴児のことばの獲得

　健聴の両親から生まれた難聴児やろう児，手話を使う両親から生まれた健聴児やろう児はそれぞれが置かれた環境の違いから発達に大きな違いがある．

1) 健聴の両親から生まれた難聴児の場合

児は十分な聴覚入力を得ることができない．ネコの遮眼実験では出生直後に遮眼すると視機能は廃用する．それと同様な機序で難聴の進行するリスクが常に隣り合わせである．

高音急墜型難聴で低域に聴力が残っている児の難聴が進んでいくのは，高音域の高度難聴部分に感覚入力がないためなのであろう．ただし，補聴していてもゲインが大きすぎるとそれによって物理的に有毛細胞は壊れてしまう．実耳周波数レスポンスあるいは1ccカプラ（疑似耳．一般的に用いられているのは2ccカプラでこれは実効出力を低く見積もってしまう）を計測して，不快閾値を超えないあるいは120dBを超えない設定にする必要がある．

児の聴力が平均聴力レベルで45dB以上である場合，目の前の1～2mくらいま

Note　ろう児の環境

◎ろう児の約9割は健聴な両親のもとに生まれてくる．
◎ろう者の約9割から聴者の子どもが生まれる．
◎日本手話とろう文化はろう学校というコミュニティから生まれてきた．
◎人種に関わりなく1/1,000の確率で生まれてくる（遺伝疾患＝欠陥なのか？）
◎日本手話と日本語対応手話は本質的に言語としての体系が異なる．
◎人工内耳は健康保険の高額療養費制度の適用，障害者総合支援法に基づいて自立支援医療としての更生医療の対象でもある（公費で医療費の大半がカバーされる）．
◎事実上，公的なろう学校の仕組みはなくなり，日本手話などを選択する場合，私学しかその選択肢がない[14]．

Note　蝸牛神経形成不全症（CND）

先天性難聴のうち，CT・MRI検査により両側蝸牛神経の形成不全（欠損あるいは細小）が確認される疾患．腫瘍や炎症などによる蝸牛神経の欠損・細小化による後天性のものは含めない．難聴以外の所見がなく非症候性で原因不明なタイプあるいは難聴以外の合併症を伴うCHARGE症候群，VATER-RAPADILLINO症候群，Okihiro症候群，Mobius症候群，Hirschsprung病の一症状として認められるタイプの遺伝性疾患とされる．両側性の高度感音難聴，言語発達の顕著な遅れが観察される．症候性のものはそれぞれに固有な奇形が認められる．高度難聴に対しては，補聴器，人工内耳，聴性脳幹インプラントなどが適応され，言語訓練が施される[15]．

での音しか聞き取っていない．視器の発達は初期において空間的に広がりを欠いていることは前述のとおりであるが，そのため母親などの声を明確に聞き取ることはできるが，周囲の音から母親の声だけを聴き取るために（聞き取りにくい状況下のときに）視覚で不足する情報を補償することが行われなくなる．軽度難聴児は，その結果，視覚情報処理と聴覚情報処理の2つにハンディを抱えることになる．

　補聴器の装用はそうした問題解決のための第1選択である．ベビー用補聴器のフィッティングに熟練している補聴器技能者が在籍する販売店で相談していくことが必要であろう．そうした情報は小児難聴を専門とする補聴器相談医を受診することで入手できる．一側性難聴の場合，非難聴側の聴力が正常であれば，新生児期からの補聴器装用を急ぐ必要はない．しかし，歩行ができるようになる頃には装用を検討した方が良いだろう．

2）健聴の両親から生まれたろう児の場合

　赤ちゃんが難聴であることを知った場合の両親の精神的ショックは非常に大きいものである．医療者側も重複奇形などの早期発見に力を入れがちで，家族のケアを忘れて，「まじめに」検査をすすめがちである．そうした医療者側の行動から家族はさらに悪いことばかりを考えるようになってしまい医師-家族の関係が不良になるケースもある．第3軸としての立場にある言語聴覚士の役割はこうした場面できわめて重要である．臨床心理士や遺伝カウンセラーなどスタッフが充実している大きな医療機関でない限り，そうした役割は言語聴覚士の役回りになるからである．

　母親，父親も含めてのカウンセリングとなるが，医師-患者-両親だけの密室での面談とせず，言語聴覚士も密接に関わる必要がある．

　ろう児は，遅くとも1歳半までに聴覚コミュニケーション手段をいずれにするか決定しなければならない．選択肢には，日本手話，日本語対応手話，補聴器＋手話，人工内耳などがある．手話を選択する場合，両親も手話を学ぶ必要がある．多くの健聴な両親は，それまで手話に触れたことはないので，できるだけ早期に手話を選択されたろう児と向かい合っている家族の姿などを見聞きするためのチャンスを与えることも必要であろう．耳鼻咽喉科医の基本的スタンスは，ろう児→人工内耳という傾向にあり，手話に関する情報や知識はほとんどもっていない．ろう児と家族にとって最もよい選択肢が何かは，医療者が決めることではなく，ろう児の場合は自己決定権を行使することができないため，両親や祖父母などの十分な理解がまず必要になる．

3）ろう者の両親から生まれたろう児の場合

　ろう児の約9割は健聴な両親のもとに生まれる．ろう者の約9割は（手話でのコミュ

> **Note** 日本手話と日本語対応手話
>
> 　ろう者による自然生成言語としての日本手話と聴者が日本語に対応させてつくった日本語対応手話は言語的には全く別物である．
>
> 　韓国手話，台湾手話，日本手話は単語において60％（諸説あり）ほど共通しており，日本手話の話者は韓国人や台湾人との手話コミュニケーションが聴者のそれに比べると難しくない．
>
> 　また日本語対応手話が日本語の文法に合わせて手や指，腕を使う手指動作だけで単語を並べ表現するのに対して，日本手話は，視線・眉・頬・口・舌・首の傾きや振り・あごを引いたり出したりなど非手指動作も用いている．SVO型の語順の文法も用いられている．日本手話はその意味で，日本語あるいは日本語対応手話とは全く異なる体系をもつ言語である．日本手話では聴覚言語に固有といわれるプロソディ変化の表現も可能である．
>
> 　韓国手話，台湾手話，日本手話の共通性は，日本統治の影響と考える説や日本手話がろう者による自然生成言語であるために，文化的背景が同じ地域の民族で共通項があるのだとする見解など諸説がある．
>
> 　人工内耳装用しても健聴者と同等の聴力を得るわけではない（重度難聴から軽度難聴あるいは中等度難聴の状態になるだけ）．また，装用してから初めて文法体系を学習させるのは非常に不利である．聴覚口話法やキュードスピーチなどと併用して行うだけでなく，日本語対応手話の学習も併せて行うことは決して否定されるものではない．例えば，健聴の両親のもとに生まれたろう児に対して人工内耳装用までの期間，日本語対応手話を用いたコミュニケーションを積極的に行えば，あらかじめ語順（文法）を学習することができる．生活のなかでの所作・作法といったしつけ教育は作業記憶として後々に抽象的な言語（「しゃきっとする」など）を獲得していく際の手助けになるであろう．日本語対応手話の語順を学ぶことは，書記言語の学習効果もあがることが期待できる．

ニケーションを希望して）ろう者同士で結婚している．しかし，ろうの両親から生まれる子どもの約9割は健聴児である．ろうの両親から生まれたろう児の祖父母の大半は健聴である．こうしたろう児を取り巻く環境が，ろう児の置かれた状況をより複雑化させている．

　人の心理は，一般論として「鳶が鷹を生む」はよしとしてもその逆は望まない．しかし「カエルの子はカエル」は喜んで受け入れる．

　ろうとして生まれた新生児は，まだ何の自己決定権も行使できない．そうした時期に，「（人工内耳手術は）2歳までに実施しましょう」という時間設定がなされてしまう．結果，ろう児の将来は，ろう児自身ではなく両親や祖父母の意向によって決められていく．健聴の両親は，ろう児が聞こえるようになって欲しいという願いをもつで

あろう．ろう児が人工内耳装用によって良好な聴こえを得ることができるなら，その家族は幸せな生活を送ることであろう．しかし，ろう親の場合は必ずしも人工内耳には肯定的ではない．ろう親は人工内耳でのコミュニケーションのメリットは知らないし，手話でデメリットがないことも重々承知しているからである．その結果ろう親はろう児と自身の母語である手話コミュニケーションを希望する．ところが，ろう親の親（ろう児の祖父母）の大半は健聴である．祖父母はろう児に聞こえるようになって欲しいと強く願うことが少なくない．

私自身も，祖父母がろう児を連れて難聴外来を訪れたケースを経験したことがある．もちろん問診やカウンセリングを通じて，両親がろうであることは確認できたが，初診時の祖父母は，ろう児の両親としっかり話し合いができていなかった．両親が共働きで忙しいからと祖父母と受診するケースでは，医学的アプローチを始める以前に行うべき課題がいくつも隠れている可能性があるので注意が必要である．

4）ろう者の両親から生まれた健聴児

ろう親をもつ健聴児を，コーダ（Coda：Children of Deaf Adults）という．コーダは手話と聴覚言語のバイリンガルとなり得るが，聴覚言語の獲得において，健聴の両親のもとに育つよりは聴覚的な刺激にさらされる面が少なくなると考えられる．

1 聴覚皮質

聴覚皮質は，聴覚・ヒトにおける言語・音楽に関する情報処理を行っている．

聴覚皮質は，一次（41野），二次（42野，22野，ウェルニッケ野），三次（聴覚連合野）の3領域に分けられる．

一次聴覚皮質は，内側膝状体（視床）から求心性線維を受け取って，周波数マップ（トノトピー）構造を形成している．周波数マップとは，特定の周波数の音に対して特異的に反応する地図上の神経分布を言う．ピッチ知覚や音の大きさもこの一次聴覚皮質で処理される．

二次聴覚皮質にあるウェルニッケ野は，音素の時間軸上の展開パターン（音素分布パターン）からそれに最もマッチする語を探し出す．頭頂葉の外側面にある角回（39野）と隣接する縁上回（40野の一部）で下頭頂小葉を構成し，さらに意味的な処理が行われる．角回は書記言語にプロソディ情報を付与し内言語化する役割や「隠喩の二重性（かくされた意味）」を理解するなどの機能が備わっていると考えられている．縁上回では，リズム，アクセント，イントネーションなどエンベロープの変化を識別し，ブローカ（Broca）皮質で黙読（ミラーリング）することで聴取されたままの理解あるいはトップダウン的な理解（上書き処理）がかかって認知・判断が終了する．

縁上回の障害は,性錯誤,失書,手指失認,身体部位失認,伝導失語,観念運動失行などが生じることから,音情報におけるリズム,アクセント,イントネーションは体性感覚と密接な関係が保たれていると考えられる.

　先天ろうのネコを用いた研究では,人工内耳を埋め込んで刺激すると健聴なネコと同等かそれ以上の一次聴覚皮質の活動の存在が確認されており,大脳聴覚皮質には神経可塑性があることが確認されている.これは音楽教育を受けた生徒が受けていない生徒に比べて音楽を聞いたときに皮質の活動が増加するとの研究でも確認されている[16]．

▶ 文献

1) 松村　明（編）：大辞林　第3版．三省堂,2006.
2) シーラ．マクナミー・他編（野口裕二・他訳）：ナラティヴ・セラピー　社会構成主義の実践．金剛出版,1998.
3) Tomatis AA：The Ear and the Voice. Scarecrow Press, 2004.
4) Moller AR, 中川雅文・他（監訳）：脳の可塑性　可塑性のメカニズムと神経系の障害．医歯薬出版,2009.
5) 柴崎　浩：神経診断学を学ぶ人のために　第2版．医学書院,2013.
6) 丹野真智俊：オノマトペ≪擬音語・擬態語≫を考える　日本語音韻の心理学的研究．あいり出版,2005.
7) イタール（古武彌正・他訳）：アヴェロンの野生児．福村出版,1975.
8) 雁丸新一,四日市　章：眼球運動を指標とした先天性聾者における手話の読み取りに関する事例的検討．心身障害研究, **29**：171〜180, 2005.
9) S.J. ブレイクモア, et al.（乾　敏郎・他訳）：脳の学習力　子育てと教育へのアドバイス．岩波書店,2006.
10) 重田勝介：反転授業　ICTによる教育改革の進展．情報管理, **56(10)**：677〜684, 2014.
11) 下條信輔：まなざしの誕生　赤ちゃん学革命．新曜社,1988.
12) NPO日本ヒアリングインターナショナル監修：教師のためのガイドブック「学校生活ときこえ2009年版」：フォナックジャパン,2009.
13) Johnson MH, Morton J：Biology and Cognitive Development：The Case of Face Recognition. Wiley-Blackwell, 1992.
14) 現代思想編集部編集：ろう文化．青土社,2000.
15) 喜多村　健：言語聴覚士のための聴覚障害学．医歯薬出版,2002.
16) Lomber SG, Meredith MA, Klal A：Cross-modal plasticity in specific auditory cortices underlies visual compensations in the deaf. *Nat Neurosci*, **13**：1421〜1427, 2010.

第3章 「聞こえ」，「聴こえ」の障害とコミュニケーション

コミュニケーションとは何か？

　コミュニケーション(communication)は，ラテン語の communis に由来する．「(共有の＝ common)＋(…にする＝ -ate)＋(動作・結果・状態の意＝ -ion)」の組み合わせからなる名詞である．
　1）伝達すること
　2）通信・通話・交信（コンピュータ用語）
　3）交通・連絡
などの意味が与えられている[1]．
　2人（2つ）以上のヒト（あるいはモノ）が，双方向性を担保しながら情報（データ）をやりとりする行為（動作）をコミュニケーションと定義することができる．
　情報のキャッチボールであるコミュニケーションの実現には，いくつかの能力（条件）が必要となる．
　1）言語的コミュニケーション能力（音声言語，書記言語，手話など）
　2）非言語的コミュニケーション能力（感情や意味を理解する能力）
　3）隠喩の二重性など空気を察する能力（表情・視線・身振り・沈黙から真意を察する）
　4）共感的コミュニケーション能力（コンセンサス形成能力）
　5）論理的コミュニケーション能力（ディベート，エビデンス）
　6）異文化コミュニケーション能力（宗教や文化的背景に根ざした相手を不快にさせない態度）
である．
　モノとモノとの連携は，その精度が高ければ「指令→伝達→応答」の一方向性であっても問題とならない．IT 技術の進歩において機器におけるデータ処理も，異常時の検知・修正・停止といった（双方向性に準じる）フィードバック回路が備わることが

多くなっているが，ヒトとヒトにおける冗長性や未知なる事象への対処能力は欠如している．一方で，ヒトがもつ冗長性を機械系がもつことは再現性や精密さの欠如あるいは不確実性につながる．

モノとモノのコミュニケーションは常にコンピュータ言語が介されていると言う点で，非言語的コミュニケーションや空気を読むことは人工知能の技術が進歩したとしてもそれが言語で記述される限り難しいと思われる．

通信・通話・交信あるいは交通・連絡といったシステムはそれでも双方向性を有しているのは，そこにヒトが介在するからに他ならない．

1 現代社会におけるコミュニケーション

携帯電話，電子メール，ソーシャルネットワーキングサービス（SNS），チャットなど，現代社会には様々な新手のコミュニケーション手段が溢れている．その結果，ヒトとヒトが面と向かってコミュニケーションする場面も，電話や携帯電話などで同時性を担保しながら肉声でコミュニケーションする時間に押しやられている．

マスメディアも広義のコミュニケーションと言えるだろう．ラジオ，テレビは，最も普及した媒体である．居場所という制限なしに共通の情報を同時にあるいはやや遅れて入手することができる．しかし基本的に真の意味での双方向性は確保されていない．双方向性には郵便・ファックス・電子メール・Twitter・LINE などが必要である．こうしたコミュニケーションツールによって担保されがたかった同時性という課題は驚くほどに解決されている．

郵便物（封書・葉書）は，古来より保存性と真正性においては非常に優れたものとして現代においても利用されているコミュニケーションツールである．同時性の担保はないが，保存性・見読性・真正性は担保されている．その意味で郵便物や宅配物は今の時代にあってもその価値は棄損されず，様々な技術革新によって最短時間で相手に届けることにエネルギーが注がれている．

書記言語では，文字の美しさは重要な要因であった．悪筆は見読性を担保しないし，汚い字が相手に不快感を与えることもある．ワードプロセッサーの登場によって日本語も英文タイプ同様の見読性を手にすることができたと言える．電子メールは，コスト・迅速性・拡散性のいずれにおいても郵便物を凌駕していたため，個人ユースだけでなく企業の利用も進み，とくに B to C（ビジネス→カスタマー）な用途が牽引となって急速に普及した．電子メールを送付するには，郵便と同様にあらかじめ相手のメールアドレスを知っていなければならない．その意味で，電子メールによるコミュニケーションの広がりは既知のヒトとヒトを結ぶ限界を超えられなかった．

2007 年以降，iPhone に代表されるスマートフォンの時代が訪れる．これによりさ

らに多くの人がIT技術の恩恵を受けるようになった．同時に発生したSNSとの相乗効果によって，電子メールの抱えていた限界はいとも簡単に解決される．

相手のメールアドレスを知らなくても（教えてもらわなくても）コミュニケーションできるようになった．友人の友人への連絡が可能となるSNSの仕組みは，リアルなヒトとヒトのコミュニケーションに近く，多くの人々に支持されそのネットワークは拡大し，日本国内におけるSNS利用者は，2014年末に6,023万人と普及率61％に及ぶ[2]．

我々を取り巻く環境とコミュニケーションスタイルはIT支援によって想像しうるレベルよりもダイナミックに変化しつつある．

コミュニケーション能力を発揮するのに必要な要件

1 コミュニケーション手段の変容

コミュニケーションが情報のやりとりであるとすれば，情報そのものが，歪まないこと・再生できること・保存できること・共有できることなどが求められる．

聴覚言語や日本手話などの言語は，「共有」は担保されるが，歪まないこと・再生できること・保存できることは難しい．音声や動作（手話）はそこに居合わせないと聞いたり見たりできないという点で揮発性であり，モバイル端末の登場以前の時代においては保存や再現性は難しかった．聴覚言語の場合，聞きながらメモに書き留めることができるが，手話の場合にはそうした記録を同時に行うことができない．聴覚言語と手話を比べた場合，手話はより揮発性であると言える．音声や手話動作などは，録音や録画によってメモのように記録することは可能であるが，そうしたかたちで記録する行為は一般的でないばかりか個人の権利という視点から現在は忌避される傾向にある．しかし，スマートフォンの普及などを考えると，そうした行為はいずれ普通に行われるようになるのだろう．

メモに書き留める行為と録音や録画する行為との間に大きな違いがある．メモに書き留める行為は受け手の脳によってフィルタリングされ，ある種の重みづけがなされたバイアスのかかった情報であるが，録音や録画は連続的に記録されているかぎりにおいて，ノイズも含めてすべての情報が記録される点で異なる．また，聞きながらメモにとるという行為の場合，（聞き手の都合によるバイアスのかかった）内容も含め，感覚統合によって意味記憶として保存されるのに対して，録画や録音の情報は「録音（録画）した」というエピソード記憶にとどまりがちで，論考された記憶にはなりがたい．意味記憶として貯蔵されるためには，テープ起こしやビデオ編集などの作業を

行う必要がある．個のレベルで録音や録画を楽しむ人達が，そのデータを編集加工したり，タイトルやタグをつけたり，メディアそのものをデコレーションしたりするのは，エピソード記憶に意味記憶を付帯させ，より強固な記憶としたいという欲求から行うのであろう．

　文字や紙に残すことができなかった太古の時代の裁判では幼子をその席に同席させ，裁判の一部始終を見せ，判決と同時にその幼子を川に投げ込んだという言い伝えがある．これはPTSDを利用し，幼子の見た一部始終を訓練や反復学習の必要な意味記憶ではなく瞬時に記憶できるエピソード記憶として記憶させる手法といえる．意味記憶は平準化（近似する他の事象と区別がつきにくくなる）や減衰（忘却）という変化をたどるのに対して，エピソード記憶は強調化されることはあってもその情報のコアにある情意あるいは結果に関する情報を変容させにくい[3]．

　文字という書記言語のなかった時代に裁判の結果をそうした方法で記録させたのは脳科学的視点から見て合理的である．

　文字情報は当初，石碑に刻まれていたように携帯することがきわめて困難であった．石や貝に記載する手法がとられた時期もあるが，伝達できる情報量は限られていた．

　紙（パピルス）の登場によって，文字情報は携帯性を手に入れ，また情報移転することが可能となる．そこに記述される情報のうち現存するものの多くが，民族や国家として共有すべき情報であるのは，そうした情報が再現性や保存性の点で最大の注意を割り振られたためであろう．

　ペンと紙は電気のない時代において保存性と真正性を担保する記録媒体となった．さらにグーテンベルグの活版印刷の発明によってペンで紙に記述された記録は拡散性と滞留性を手に入れた．原本と同じ内容の情報を大量に複製（印刷）することができるようになり，情報は秘匿されるものから共有されるものへと変化した．

　教典・経典・奥義書では，そのコアとなる情報は書記化されても秘匿すべき情報として取り扱われた．法律・医学・科学などの情報は一定の部数で複製が作成されたが，読み手にそれらの内容を理解するための教養や知識の習得を求めるもので，ある種ジャーゴン（専門家や仲間内だけで通じる言葉や言い回し）による記述であった．ニュースや文芸の類いは，情報そのものを商品化し，流布（拡散）が重要であったから，かわら版や新聞のような媒体を介して人々の間に伝達した．

　21世紀になりそうした情報伝達の環境はダイナミックに変化している．スマートフォンの登場がそれである．スマホによって筆談・手紙・電報・固定電話・録音・録画といったこれまではそれぞれ別途に取り扱う必要があった手法は，携帯性のある一つの電子デバイスのなかで取り扱えるようになった．そうした情報はクラウドを利用することでより確実に保存することも可能となった．さらにSNSなどを介して情報

は容易に個人レベルで拡散させることもできる．

　全世界のスマートフォンの普及率は22%でパソコンの普及率20%を上回り，SNSの利用者が15%を超え，投稿動画サイトのYouTubeの延べアクセス数から重複を除いたアクセスが月10億人以上という実情である．ペンと紙がもっていたプライオリティがスマホの利便性と普及に取って代わるのは時間の問題である[4]．

　SNSは，同時性と非言語性を有した書記コミュニケーションである．通知あるいは既読をアラートする機能によって，相対でのコミュニケーションに相当する同時性が担保されている．絵文字やフェイスマーク（顔文字）やスタンプは，テクストで表現しがたいテクスチャを容易に表現でき，文章作成能力の差を小さくした．悪筆によって相手の心証を害することもない．APD（聴覚情報処理障害）や発達障害のような問題を抱えている場合でも，書記化された情報とスタンプなどを用いた情意情報が与えられればじっくりと考える時間が生まれる．テクストやイメージを用いたコミュニケーションのメリットは反芻確認できる時間的余裕である．音声を用いた聴覚コミュニケーションでミラーリングを行う際，長期と短期のワーキングメモリ*によって問題が発生するし，音のデータは常にノイズを含むから脳内テンプレートの多寡による受け手側の理解にも差を生じやすい．聞き取れないときに聞き直すには，聞き取りがたいことをジェスチャーで相手に伝えつつ，かつ相手の話の合間に入って「すみません」と聞き返す必要がある．こうした割り込み行為の作法やタイミングは，教育や文化や民族の違いによって異なる．本来，発信者側が聞き手側に対して配慮すべき点であるが，実コミュニケーションの場面では，声の大きい人が仕切ってしまうという問題が常にある．

　テクストと絵文字やスタンプで構成されるメール情報は音声よりもノイズが少なく，情意情報を伝えやすい．書記言語を自在に操れない個人ほどそうした手法を取りがちである．こうしたコミュニケーション手法が先行してヒトとヒトのつながりが生まれているのは21世紀のSNS時代の特徴である．ネット上でわかり合っているように感じていても，聴覚言語での相対のコミュニケーションから受け取るプロソディやリズムとの齟齬が生じることは容易に想像できるし，論理的書記言語（文字）での情報交換が必要になった段階でコミュニケーションが中断されることも考えられる．

　相対でのコミュニケーション手段である聴覚言語や手話は，IT化が進んでもその価値が棄損されることはないだろう．

---

*ワーキングメモリの研究は現在も世界的に行われている．認知科学，脳科学，障害児教育，臨床医学などで広く取り上げられ，語の用法は一定していない．本書では広義の概念としてのワーキングメモリを取り上げている．

2 言語的コミュニケーション能力

言語的コミュニケーション能力は，そうした論理情報の交換を意味カテゴリーレベルにおいて真正性および再現性を担保しながら正確に行う手段である．
①テクストを構成する名詞，助詞・副詞，動詞などの語彙を共有していること．
②テクストに内包されるそれら語彙の配列（文法）が共有されていること．
さらにテクストは次のような手段で展開されることになる．
①音声を用いる聴覚言語．
②文字を用いる書記言語．
③手話．

文字を用いる書記言語は，公共性を必要とする書面においては，もっぱら口語体（第二次世界大戦以降の簡素化された話しことば）に基づく文法や語彙を用いての記述が行われる．

家族・親戚・同郷者などの間でのパーソナルコミュニケーションでは，しばしば方言＝話しことばのままに記載することが行われる．従来，紙などにペンで記載する方法が主流であった書記言語は，電子メールの登場によって，聴覚言語同様に同時性や揮発性（保存性の裏返しとして）を手に入れたためか，伝統的な口語体を避け，話しことばのままに記載されるケースが増えている．情報の共有化により専門家でなくても符牒やジャーゴンに触れる機会が増えており，符牒やジャーゴンでなくなりつつある．国内では義務教育による初等教育によって識字率は99.0％（世界23位）[5]，で，国内で見知らぬ人とコミュニケーションしなければならない状況になっても口語体による読み書きなら問題が生じることはほとんどない．

職業人・専門家の育成においては，技術用語の理解と共有化が初期の課題となる．膨大な情報を取り扱う医学教育においては，その大半がターミノロジーの獲得に多くの時間が割かれている．

手話は，第2章で詳述したとおり，日本手話と日本語対応手話の2つがある．聴覚言語とのコンパティビリティにおいては日本語対応手話が優れるが，後述する非言語的コミュニケーションをも内包する日本手話にはその表現力において遠く及ばない．

3 非言語的コミュニケーション能力

スコットランドの研究者チームが，チンパンジーがコミュニケーションのために用いる36のジェスチャーが意味する「チンパンジー語」のリストを作成した．文脈によって理解されるジェスチャーが存在するかは不明であるが，単語レベルのジェスチャーの存在が明らかにされた．他のチンパンジーを軽く叩くしぐさは「いい加減にしろ！」，

■コミュニケーション能力を発揮するのに必要な要件

手を振り動かす，または対象をはたくのは「どいてくれ」，腕を上に上げるのは「欲しい／ください」という意味であるらしい．手振り・身振りを非言語として理解することがあるが，チンパンジーが用いた手振りや身振りは手話同様の言語的コミュニケーションに他ならない．

我々が聴覚言語を獲得する過程において，非言語的な手振り・身振りから，言語としての身振りや手振りを獲得しながら音声言語を獲得していったのかもしれない[6]．

本来，非言語的コミュニケーションとは，狭義にはテクスト化しがたい，すなわち言語的に表現できない情報を伝達するコミュニケーション手段である．言語的コミュニケーションは事象や現象を記述（口述）する論理的ツールであるが，非言語的コミュニケーションは言語以外の情報，喜怒哀楽や好き嫌いなどの非論理的内容を伝達するツールである．「空気を読む」「空気が読めない」というレトリックは，言語化しがたい事象である．空気を読み取る能力は，まさしく非言語的コミュニケーション能力であろう．

言語的コミュニケーションが，皮質−皮質間結合における論理的ネットワークにて処理される情報であるとすれば，一方の非言語的コミュニケーションは皮質下結合（大脳辺縁系）で処理される非論理的ネットワークが生み出す事象であろう．

「目は口ほどに物をいう」ということわざがある．顔の表情，視線，身振り・手振り，姿勢，相手との物理的距離の置き方などのふるまいによって，相手に伝わる感情や真意は大きく変わる．チンパンジーが用いた手振りや身振りが手話同様の言語的コミュニケーションである一方で，聴覚言語を手に入れた進化したサルであるヒトはすでに身振りや手振りを言語的には活用していない．ヒトがサルから進化したのであれば，進化の過程において手振り言語から音声言語へと「Use it or lose it」の原則で取捨選択していったのだろう．

会話時の呼吸や声のトーン・声質，さらにはアクセントやイントネーションといった韻律（リズム）の変化は，非言語的コミュニケーションに欠かせない表現手法である．テンポやリズムが大脳辺縁系の活動に大きく影響する．当然，リズムやテンポの悪い会話は人を惹きつけない．

文字や手話においても「字が汚い／きれい・丁寧」あるいは「手話に間違いがあるあるいはたどたどしい」などからある種のメッセージが汲み取られてしまう．筆記や手話であっても非言語的情報によって，信頼・拒絶・欺瞞といった感情を相手に与えることがある．

日本語対応手話は口語体書記言語である日本語を踏襲した体系をとっている．日本手話はろう者の文化・生活から自然生成されたものである．日本語対応手話は手の動きのみになりがちで単調であるのに対し，日本手話は顔の表情，視線，身振り・手振

り，姿勢，相手との物理的距離の置き方などのふるまいなどが活用されテンポもリズムもある．

4 隠喩を理解する能力

隠喩は抽象的な概念を容易に理解させるための修辞的な操作である．
「言語活動のみならず，思考や行動に至るまで，日常の営みのあらゆるところに隠喩が浸透している」[7]．
「人生は旅だ！」
「闇が深ければ夜明けは近い」
「わたしはぶどうの木，あなたがたはその枝」
など具体的な説明をしないままに比喩する表現形態である隠喩は，暗喩（あんゆ）あるいはメタファーとも呼ばれている．言語において物事のある側面を具体的なイメージを想起・喚起させることばに置き換えて表現する技法である．ヒトの認知と存在の根幹に関わる要素と考えられるようになっている．

隠喩の理解は，脳損傷の事例（角回の損傷）の研究で明らかにされた．この右利き患者の左角回が損傷されたことで，慣用句であっても文字通りの理解しかできなくなった．角回が刺激されると実際の自己の存在する位置と知覚されている位置情報に乖離が生じる（体外離脱体験）．角回は，書記言語のもつ文字通りの意味に隠された意味の理解だけにとどまらず，表情や身振りから相手の真意を察する（言語化する）ような情報処理，さらには異種感覚の相互作用による抽象概念の理解にも大きく関わっていると考えられている[8]．

顔の表情，視線，身振り・手振り，姿勢などの非言語的コミュニケーションが，大脳辺縁系（皮質下）でなく二次聴覚野～三次聴覚野などの大脳皮質機能によって処理されていることは，そうした理解の能力が学習や記憶や経験によって培われるものであることを強く示唆している*．

視覚情報処理障害や聴覚情報処理障害あるいは発達障害を抱える児や大人は，多くの場面において隠喩の二重性の理解が苦手であると言われる．文意のままに理解してしまい，空気を読めない，場を台無しにするなどコミュニケーションエラーを生じや

---

*ラマチャンドラン（参考資料 脳の中の幽霊）は隠喩の理解の一部は二次聴覚皮質にその責任があるとしている．そもそも隠喩とは「…のようだ」といった表現を用いて比喩であることを明示することを行わない表現であって，書記コミュニケーションにおいては Broca 的処理でトップダウン的に理解されている．しかし，音声，聴覚コミュニケーションではそうした言語的理解より早い段階に韻律の理解においてなされており，ラマチャンドランが隠喩の責任部位を二次聴覚皮質とする説は合理的と考える．

すい．一義的にはワーキングメモリの不足から，一定の長さ以上の文レベルの情報は文意の理解に処理資源のすべてが投入され，言外に含まれる修辞（レトリック）を読み取れない．視覚においては固視・注視といった集中力が，聴覚においてはノイズや価値のない情報を積極的に無視する能力の不足によって情報が過剰となり，その結果ワーキングメモリが不足しているのであろう．

5 異文化コミュニケーション能力

　異文化コミュニケーションなる語には様々な定義が与えられている．最近では，自己啓発の領域で，自らの壁を乗り越え他者との関係性をつくるための能力というニュアンスで用いられることが多いようだ．ここでは，異なる文化的背景や言語を有する人と交わる技術・能力と定義し進める．

　ヒトとヒトは，基本的に異なる独立した個体であり多くの差異がある．一卵性双生児であってもそれぞれが別な家庭で育てられるとそれぞれの人生は，遺伝的共通項よりも差異が大きくなる．言語，食習慣，生活習慣，宗教にとどまらず近接していると思われるようなコミュニティ間にさえヒトにおける個性とは遺伝的特質よりも後生的な環境要因に大きく影響される．

　コミュニケーションの場においては，時間・場所・環境を整えると同時に，コミュニケーションに用いる言語あるいは話し方のスタイルなど良い成果をあげるためには最適化する必要がある．自らのスタイルのみを押し通していては，他者とコミュニケーションを成功させることは難しい．

　異なる母語を使う双方のコミュニケーションは，最も大きな差異を感じる場面であろう．そうした場合，相手の母語を使う，自分の母語で話してもらう，お互いが母語とはしていない第3の外国語を用いるなどの方法がとられる．今日的には，三番目の手法として英語が使われることが多くなっている．「Yes」「No」あるいはSVOの文法など，最後まで聞かなくてもその文脈を理解しやすい言語で，音韻パターンにおいて，すべての人達にとって発音しやすい音素構成をもつ言語の一つである英語が，コミュニケーションツールとして使われるようになったのであろう．「言語コミュニケーション＝聴覚言語」と「非言語コミュニケーション＝顔の表情，視線，身振り・手振り，姿勢，相手との物理的距離の置き方」を明確に分離して学び，使うことが可能だからなのだろう．

　文化の違いはあらゆるところで観察できる．同じ日本人同士であっても，性別，年齢，職業，社会的立場，出身地の違いなど数多くの差異（文化の違い）が存在する．ましてや外国人との交流にあっては，言語・宗教・食文化・生活習慣など日本人同士の差異とは比較にならないほどに大きな差異がある．お互いの差異を異質なものとし

て排除せず，個性として認め合うことが，異文化コミュニケーションの基本である．それぞれの言語・宗教・食文化・生活習慣の違いを乗り越えてコミュニケーションし続ける工夫と努力，グローバリゼーションの進む現代においてはごく当然の達成目標となっている．

こうした聴者と聴者の間における異文化コミュニケーションはグローバリゼーションというかけ声のなか，社会の各所で進んでいる．しかし，聴者とろう者のあいだにある異文化はいまだ乗り越えられないでいる．難聴者やろう者は補聴器や人工内耳を装用するというかたちで聴者に歩み寄っているが，聴者はろう者のための聴覚補償に対していまだほとんど何もしていないに等しい状況のままである．日本のメディアにおける手話の扱いは，カナダ，ニュージーランドなど諸外国に比べ不十分であるし，要約筆記を用いた聴覚補償は絶対的なマンパワー不足が解消できていない．

聴者に求められる異文化コミュニケーション能力とは，まず，1人でも多くのろうの友人をもつことであろう．バリアを知らずしてバリアを語ることは難しい．

6 論理的コミュニケーション能力

グローバル化が進む現在，日本人にも欧米スタイルの論理的コミュニケーション力が求められている．社会の情報化によって複雑かつ大量の情報を複数の人間で処理しなければならなくなる局面があらゆる場面で必要になっていることや，業務におけるチーム構成が日本人だけという構造をとることが難しくなっているからである．

論理的コミュニケーションという用語における論理的とは，数式やプログラムで記述可能なコンピュータ言語やプログラミングへも適応可能なプロトコルのことであり，作業記憶に他ならない．パソコンの操作における手順にも似た，思考ではなく動作・手順のことである．

1) 文化的側面
日本人・日本語の抱える文化的側面としては，
1) SOVの文法である日本語を用いている
2) ボトムアップ式意思決定（意思決定の主体があいまい，責任回避システム）
3) 前例主義（新奇課題への初動ができない，未知なるリスクに対する対応能力の欠如）
4) 共通知・コンセンサスの過剰（新奇性への拒絶が生じやすい）
5) 実生活面で食習慣や宗教における差異が表面に出てこない（異文化の存在に対する無知）
6) 貧富の差が小さい（総中流という幻想）

などがある.

　SOVの文法の日本語は，最後まで聞かないと帰結を知ることはできない．意思決定を先行させそれをたたき台に議論（ディベート）する文化は，これまで日本に育たなかった．だから日本式の会議は多くの場合，議論する前にすでにアウトカムは決まっている．会議の目的は帰着点に辿り着く過程で生じる軋轢や問題を最小限にする作業と言える．国会などの議論において，反対意見がある政党が議会を欠席するのは，議論に価値を見出せない日本人のメンタリティが生み出したものであろう．こうした思考法は，安定（平和）期には好都合であるが，有事やリスクに直面したときの意思決定には都合が悪い．

　例えば米国のような多民族国家は言語や文化などの違いを前提に成立しており，差異が前提となっている．コミュニケーションの帰結点は予定調和ではなく議論による帰結に他ならない．予定調和な思考の背景には，均質・同化・平安などの前提があるが，それはひるがえせば日本人がアイヌ語や琉球語の文化圏あるいはろう社会と真摯に向き合ってこなかったことの証左かもしれない．インクルージョンな思考は，聞き手に話者と同じ言語を理解することを要求するのではなく，話者が聞き手のために様々な手段を使って歩み寄ることが前提であるからだ．それぞれの文化がそれぞれの個性を大切にしつつ落ち着く先は，議論によって落としどころを探すしかない．

2）言語的構造上の課題

　日本語は，
　1）論理的表現より隠喩などを用いた情緒的・間接的表現が好まれるとされる
　2）断定的な表現より曖昧な表現を好むとも言われる
　3）論理的飛躍があってもそれを許容する範囲も大きい
　4）主語の欠落しがちな日本語は，傍観者的かつ当事者意識の欠如した意思決定に陥りやすい
　5）ディベートの文化の欠如
などの言語構造の課題をもっている．

　欧米の言語やコミュニケーションスタイルとは相反する様式や作法を数多く抱えている．また統計学的な論拠から帰結されたあり得ない確率の事象であっても，ゼロでないことを理由に否定したり，論拠のない可能性ゼロを理由に安全対策を講じないなど論理的に整合性のない議論であってもまかり通る．

3）論理性を高めるためのソリューション

　論理性を高めるためには，直接的でわかりやすい表現を行うこと，隠喩や暗喩を含

ませていない明示的な表現のテクストを重視し，テクストに記載された事実のみを優先すること，できるだけ単純でシンプルな理論構築を行うこと，間・沈黙・寡黙などの非言語コミュニケーションを評価せず論理的飛躍を認めないことで情報の構造化を図ることが必要である．

　まずこれから話す全体像を要約して話す．聞き手に最初にストーリーの設計図をわたすことで，聞き手が話の展開を予測しやすくなることが，聞き手の理解力や聞き取り力にポジティブに作用する．

7 共感的コミュニケーション能力

　共感をもつことはコミュニケーション成立のカギとなる．非言語コミュニケーションスキルとしての共感力は異文化・異言語とのコミュニケーションを成立させるときのカギとなる．

　価値観の違い，考え方の違いなど人と人にはお互いが譲れない価値観の壁がある．コンフリクト（対立）の顕在化を後回しにし，相手の意見として共感することはコミュニケーションの基本となる．異なる見解を提示されたとき反論せず，相手の意見の聞き役に回るというスタンスはとても大事である．また相手が自分の意見に対して不同意であるときは，自分自身の考え方を押し通さず，相手の考え方を受け入れる戦略も必要となる．こうした思考法は，友人だけでなく家族や配偶者あるいは子に対しても適応されるべきである．「相手の価値観に共感をもつ」ための最も重要なポイントは，お互いが共感できるアウトカムを設定し，そこに向かうためにコミュニケーションすることである．

8 聴くこと

　「聴くこと」は，話し手と聞き手が音声などによって相互に情報を交換する手続きだけを意味してはいない．まず聞き手は話者に対して「自分は聴いていますよ」と感じ取ってもらう必要があり，話者は聞き手に対して「聞いていただけますか」と歩み寄る姿勢が求められる．聴くことは話者があって初めて成立する行為であり，聴くという行為は，決して受動的ではないからだ．

　聴くという行為において聞き手は，意識無意識にかかわらず身を乗り出しアイコンタクトし頷くなど非言語コミュニケーションによるレスポンスをしている．「聴くこと」とは非言語コミュニケーションであるといっても良いだろう．相手に話しやすい環境をつくる態度や姿勢は「人格」「資質」「包容」などによると考えられがちであるが，そうした素養がなくてもスキルとして表現することが可能である．

　話し手が展開する自己主張や意見表明といったアサーティブネス（明言すること）

は時に人と人との対立を生み出す．日常的な会話，会議における議論，ディベートなどのコミュニケーションは常に意見の対立を内包するからコンフリクトを解決していくスキルは必要なのである．グローバル化あるいは異文化との交流が進む現代においては，立場，価値観，バックグラウンドなどでの対立は避けられない．携わる人が多くなるほどに協調的な問題解決スキルが必要となる．

　コンフリクトマネージメントはまず，表面的な異なりや意見対立の解決よりも相手との人間関係の構築をより優先する．言語や文化の差異はお互いが異なる言語を母語とする限り真に解消することは難しいからである．一緒に食事をしたり小旅行やアトラクションなどをともに過ごすなど喜怒哀楽を伴う体験の共有（エピソード記憶の共有）は異文化の壁を取り払う方略の一つである．利益・ニーズ・アウトカムの設定といったテーマを定めることで，「共感」となる条件設定をすることも必要である．平和というアウトカムを設定できなければ，領土や民族や宗教が原因のコンフリクトを解決することは難しい．

9 傾聴力

　傾聴とは，待つことである．聞き手の聴きたい内容や質問は，話し手の話したい内容と一致しているとは限らない．話し手の話をそのまま受け止め，飲み込み，反芻することである．

　例えば，「学校から帰る途中，寄り道したら，そこで変わった自動車を見つけたの」と言われたら，ひと呼吸おいてから「そう，学校から帰る途中，寄り道したら，そこで変わった自動車を見つけたのね．」と繰り返す．実際にことばに発しなくともミラーニューロンを使って相手のことばを脳内でリフレインすること，それが「傾聴」である．傾聴とは，話し手に自由に語らせることであって，そこに質問や聞き手の意見を割り込ませない行為である．飲み込み，反芻したとき，初めて聞き手は話者と同じ体験を五感を使って脳内でトレースすることができる[9]．

10 学習力（学ぶこと）

　学習と記憶は反復によって形成される．作業記憶は小脳[*]に，意味記憶は大脳皮質に保存される．小脳における作業記憶が固定回線的なフィックスした回路であるとす

---

[*]小脳は前頭皮質における運動関連領域のみならず前頭前皮質（作業記憶の領域）と結合する回路を有している．小脳単独の障害で書字プログラミング障害が生じうることが知られているが，そうした空間認識以外にも，作業記憶を含む遂行機能にも深く関与していることを示唆する研究も少なくない．
 1) 東山雄一，田中章景：小脳と高次脳機能．神経内科，78 (6)：667-673, 2013.
 2) 久保田競編著，虫明 元・宮井一郎共著：学習と脳　器用さを獲得する脳．サイエンス社，2007.

れば，大脳皮質における意味記憶はフレキシブルである．大脳皮質におけるニューロンは刺激頻度のより大きな情報に対して優先的な回路を有する．またシナプス効力は，入力の多寡によっても変化する．刺激がなくなれば既存のシナプス結合の効力は衰える．

学ぶことは，まねぶことである．

11 注意力

注意力とは，『大辞泉』（小学館）には，「ある一つの事柄に気持ちを集中させる能力」と記されている．

ヒトの情報処理はマルチタスクである．視覚・聴覚・触覚・味覚・嗅覚など五感の情報は常に受容器から並列の情報として入力される．おびただしい情報から取捨選択し，重みづけし，情報の分析を行っている．時系列上に展開されるこれらの情報は，標的となる情報だけでなく多くのノイズを伴っている．一つの事象を理解しようとするとき，時系列上で常に変化している．

注意を維持する時間は，感覚記憶や短期記憶など生理的な保続時間に依存している．目の前にある事象を必要なときに想起できる，あるいはその記憶を長い時間にわたって保続するプロセスが学習（意味記憶）と訓練（作業記憶）である．

長期記憶化を試みる行為は，強制的に注意を保持する方法につながる．

長期記憶化するとき脳は，リフレイン（ミラーリング，ストリーミング），エピソード化，手続き化，プライミングなどで情報を格納し，資源化していく．入手した情報をテクスト化し，見たままをイメージ化することは，情報の取捨選択である．ある事象に集中する「何が重要で何が重要でないかの決断を迫られる」[10]のである．

テクスト化あるいはイメージ化のために対象の細部を探索する行為は，「眺める」と「観察する」の違いであり，注意を向ける対象を決める訓練になる．仕事や車の運転など，重要な事柄で注意力に欠けてしまう．いざというときにミスや忘れ物をしてしまうのは，我々の無意識の働きが関係する．意識下に我々はノイズを却下し，必要な情報のピックアップもしている．自分や家族に大病があるとき，配偶者の失職など，大きなショックや不安を伴うライフイベントに直面するとき，意識下での処理が行えなくなり，意識上の処理に影響が出始める．自身の欲求や欲望を抑えすぎていたり，自己評価を低く見積もりすぎている場合も同様である．ヒトの目を意識している場合もそうした問題が生じやすい．罪悪感，自己嫌悪，正義感の強調，頑張りすぎているとき，徹夜で仕事をこなしたあとに注意力を研ぎ澄ますのは難しいが，体だけではなく気持ちが頑張りすぎてしまうときも同じである．いずれも注意の配分エラーがその原因である．

情報の取捨選択には「注意」が限定要因となる．数秒の感覚記憶あるいは分単位の

短期記憶の繰り返しによって長い期間貯蔵される意味記憶・作業記憶が生じる．

　人は対象からだけ五感の情報を受容するのでなく，外界の様々な事象から頻繁に干渉を受けている．五感の情報はその意味で常に不要なノイズを伴っている．ノイズは，集中力を失わせる要因となる．スマートフォンに備わるメールなどの通知機能は，基本的に最も注意を喚起する設定で作り込まれているから，そうしたアラートはその音の大きさや持続時間がどんなに短くてもすべてのヒトの注意を喚起してしまう．アラートは当事者以外にとって意味はないから，同席する他の多数の人にとっては集中力を阻害するノイズにしかならない．

　集中力とは，情報を捨てることである．

ろう者とのコミュニケーション

　ここでは聴者がろう者とコミュニケーションする際に留意すべき点について簡単に記述しておく．

1）筆談によるコミュニケーション

　聴覚障害者にとっての筆談は，聴者同様に重要な情報を念を押す場合，相手の話者が手話を知らない場合，手話で表現できない場合などで必要となる．

　どんなに手話に精通していたとしても聴者と聴覚障害者の間でのコミュニケーションの場合には手話と筆談を併用することは正確度を高める意味でよい．

　筆談のポイントは，以下のとおりである．

　1）楷書で丁寧な読みやすい字で書くこと．
　2）文はできるだけ短く，具体的かつ平易な文章であること．
　3）象形文字である漢字を活用すること．
　4）句読点で意味カテゴリーごとに分類する作業を多用すること．
　5）二重否定文は使わない（強い否定文と理解されることがある）．
　6）比喩，暗喩などの表現は極力用いない．

　ろう者の記述する筆談には「テレビを見てお腹を叩きました」（面白かった）のような，ろう者固有の表現があることの理解も必要である．手話は独立した言語として聴覚日本語にはない独自の文化がある．

2）読話によるコミュニケーション

　ろう者や聴覚障害者の誰もが読話ができるわけではないが，聴者とろう者の間でのコミュニケーションにおいてろう者は聴者の口型や表情などから多くの情報をピックアップしている．

　読話への集中は精神的負担も少なくなく，相手に読話を強いるのは賢明ではない．

とくに読話だけのコミュニケーションでは情報補償の確保が難しく，基本的に手話や筆談など他のコミュニケーション方法の併用は必須である．

3）読話の困難さの要因
ろう者が聴者の口型を読むうえでの困難さは，以下のとおりである．
1) 唇の動きのスピード．
2) 相手との距離（3m 以上）．
3) 相手の位置（逆光，露出，向かい合っていない）．
4) 誰が話しているか顔を確認できないと聞き取りにくい．
5) 読話のためであっても嫌いな人の顔を見続けるのは無理がある．
6) 歯がない・ヒゲなどは読唇し難く読話しがたい．
7) 外国語,流行語,専門用語など使い慣れないあるいは知らない語は理解できない．
8) あいまいな表現，暗示的な表現，メタファーなど言外の意の理解が苦手．
9) 聴者の話す方言や口語文はわかりにくく，文語文は理解しやすい．

上記に留意して，話し手は気軽に「もう一度言って下さい」と頼まれるムード作りをすることが有用であろう．

4）手話
日本手話と日本語対応手話は異なる言語（手話）である．日本語対応手話にはSOVの文法しかないが，日本手話にはSVOの文法がある．また日本手話は台湾手話や韓国手話と多くの類似性を有しており，語彙表現において日本語対応手話と異なる面がある．

聴者が学ぶのは，日本語対応手話が良い．ろう者の用いる自然言語としての日本手話は文法が異なる．日本手話では，手指動作だけでなく表情や姿勢なども動員した表現となっており，聴者がそれを学ぶのは日本語対応手話を学ぶより難しいと思われる[11〜13]．

▶ 文献
1) 竹林　滋・他編：新英和中辞典　第7版．研究社，2003．
2) ICT総研：2014年度SNS利用動向に関する調査．2014．
3) ジェームズ　L．マッガウ（大石高生・他監訳）：BLUE BACKS記憶と情動の脳科学「忘れにくい記憶」の作られ方．講談社，2006．
4) 総務省：平成26年版情報通信白書．2014．
5) 国連開発計画（UNDP）：人間開発報告書2013．2013．
6) 大坊郁夫：しぐさのコミュニケーション　人は親しみをどう伝えあうか．サイエンス社，1998．
7) G・レイコフ・他（渡部昇一・他訳）：レトリックと人生．大修館書店，1986．
8) V. S. ラマチャンドラン・他（山下篤子訳）：脳のなかの幽霊．角川書店，1999．
9) 鷲田清一：「聴く」ことの力　臨床哲学試論．阪急コミュニケーションズ，1999．
10) Canfield MR, et al.：Field Notes on Science & Nature. Harvard University Press, 2011.
11) 現代思想編集部編集：ろう文化．青土社，2000．
12) 全日本ろうあ連盟：わたしたちの手話　学習辞典．全国ろうあ連盟出版局，2010．
13) 亀井信孝：手話の世界を訪ねよう．岩波ジュニア新書，2009．

第4章 成長過程における聴覚障害

先天性難聴

　難聴児のリスクファクターとしては，①家族歴，②血縁結婚，③先天異常の合併，④妊娠前期のウイルス感染（風疹やインフルエンザ），⑤2,500g以下の低出生体重，⑥低酸素血症，⑦高ビリルビン血症，⑧乳幼児期の高熱性疾患などが重要視されている．本項では，新生児から高齢者に至る各段階で発生しうる難聴のうち代表的なものについて解説していく．

　先天性難聴は，1,000の出生数に対し2の割合で生まれる人種差のない先天性障害である．約50％が遺伝性であり，約25％が胎内感染（サイトメガロウイルス，風疹ウイルス，先天性梅毒，ヘルペスウイルス，トキソプラズマなど），外傷や聴器毒性のある薬物の使用による．その他，頭蓋顔面奇形，低出生体重児，高ビリルビン血症，髄膜炎，出生時仮死，NICUなどで5日以上の人工呼吸器の使用などでも難聴が生じる．

1 遺伝性難聴

　多くの遺伝疾患が特定の遺伝子の変異を原因としているが，難聴の場合その原因と考えられる遺伝子は100種類を超える．一方，健康で難聴のないヒトでも30～50人に1人の割合で難聴遺伝子といわれる遺伝子（GJB2）の保因者である．日本では健康保険によって難聴の遺伝子検査を受けることが可能となっている．現在では10種類の難聴遺伝子の変異を調べることができ，検査を受けたヒトのおよそ30％でその原因を明らかにすることができている．

　遺伝性難聴は，症候性と非症候性の2つに分類される．

　症候性遺伝性難聴とは，難聴以外の障害を伴い，遺伝性難聴の約30％を占める．難聴単独で生じるものは非症候性遺伝性難聴と呼ばれる．原因遺伝子としてGJB2，CX26，コネキシン26がある．非症候性遺伝性難聴の約30％がコネキシン26と呼

ばれる遺伝子の変異で生じる．以下，代表的な疾患を記す（◆非症候性遺伝性難聴，○症候性遺伝性難聴）．

- ○ アルポート（Alport）症候群：家族性糸球体腎炎，進行性血管病変に伴い難聴が進行する．原因遺伝子は，Xq22遺伝子座に存在するⅣ型コラーゲンα5（Ⅳ）鎖遺伝子（COL4A5）．
- ◆ アミノ配糖体抗生物質感受性に伴う難聴：抗結核薬であるストレプトマイシンによって引き起こされる感音難聴（ストマイ難聴）はその一例．特定の家系において少量のストレプトマイシン投与でも難聴をきたすことから明らかになった．原因遺伝子は，ミトコンドリアDNAの1555A＞G変異．
- ○ トリーチャーコリンズ症候群（Treacher Collins syndrome：TCS）：下顎顔面の形成不全，小耳症，伝音難聴，原因遺伝子はTCOF1．
- ○ ワールデンブルグ症候群：メラニン欠乏による部分的な白髪や1つの虹彩が2つの異なる色を有するために生じる青眼．先天性感音難聴を伴う．常染色体性優性遺伝（型によって原因遺伝子が異なる．PAX2，MITF，WS2B，WS2C，SNAI2，PAX3など）．イタチ科のフェレットで発症することが知られており，縞模様の白い頭をもつ個体の75％が難聴と言われている．
- ○ アッシャー（Usher）症候群：網膜色素変性に難聴が随伴する．症状の程度と発症時期によりType1からType3の3つのTypeに分類される[1, 2]．Type1は幼児期に高度難聴・めまい・ふらつきを発症，視覚障害は10歳前後より生じる．Type2は若年期からの中等度難聴，めまい・ふらつきは伴わない場合が多い，視覚障害は思春期以降．Type3は，思春期以降に徐々に難聴と視覚障害が進行する．原因遺伝子は，MYO7A，USH1C，CDH23，PCDH15，SANS（Type1），USH2A，VLGR1b（Type2），USH3A（Type3）が同定されている．発症メカニズムは不明．
- ○ ペンドレッド症候群：先天性難聴．10歳以後に発症する甲状腺腫を合併．約80％の症例で前庭水管拡大症を合併．蝸牛のモンディーニ型奇形も伴うことが多い．難聴が小児期に発症するケースもある．甲状腺腫は約1/3の症例で発症するが甲状腺機能は正常．原因遺伝子はSLC26A4変異．

2 非遺伝性難聴

先天性難聴の1/3で起こり，先天性風疹症候群，サイトメガロウイルス感染症，先天性トキソプラズマ感染症，ヘルペスウイルス感染症，先天性梅毒など妊娠中の感染症が含まれる．妊娠37週未満の早産や頭部外傷で生じることもある．

出生後の問題としては，髄膜炎，麻疹，水痘への感染やアミノ配糖体抗生物質（ストレプトマイシンなど）が原因となることもある．

小児の中耳炎による難聴は治療により改善するが，感染を繰り返す場合は難聴が固定化することもある．1/3 は原因不明である．

新生児聴覚スクリーニング検査（自動聴性脳幹反応：aABR など）によって早期発見に努めている（保険診療ではないため施設によってはオプション設定となっていてルチンには実施していない医療機関もある）．それは，言語や聴覚コミュニケーション能力が生後 3 年くらいまでに発達するからである（言語獲得の臨界期）．難聴の発見の遅れは，言語や聴覚コミュニケーション能力獲得やその発達の遅れに直結する．新生児聴覚スクリーニングが実施されていない場合，2 ～ 3 歳時にことばの遅れとして発見されるまで見逃されることが多い．

新生児聴覚スクリーニングは，出生 1,000 に対して 1 ～ 2 の割合と言われる 40dB 以上の難聴を検出することを目的に設計されている．感度より特異度を優先した設計となっている〔Note 鋭敏度（感度）と特異度（p89）参照〕．1/500 の有所見を確実に検出するために最大で 5 ～ 10/500 人程度の偽陽性（refer）が生じる（基準データの正規分布の 95 ～ 99％を逸脱で陽性としていることになるが，この判断は一般的な基準値設定の考え方に矛盾しておらず，偽陽性率は妥当と考えられる．aABR に併せて OAE スクリーナーの検査を行うことで偽陽性は減らせる）．

40dB 以上の難聴児に補聴器などの介入が行われる一方で，高齢者の難聴では 50dB 以上でも何ら介入さえもしていない事例が少なくない．

❸ 周産期の感染や障害に伴う難聴

1）サイトメガロウイルス感染症

▶症状：低出生体重，小頭症，血小板減少による皮下出血（紫斑），肝炎，難聴（片耳あるいは両耳），発達障害，てんかん，視力障害（網膜や眼球形成の異常），最重症の場合は死亡することもある．

▶治療法：出生直後から抗ウイルス薬を主とする．

▶概要：子宮内の胎児がサイトメガロウイルス感染した状態．妊婦がサイトメガロウイルスに初回感染したときに生じる場合，あるいは妊婦の身体的コンディションから妊娠中にウイルスが増殖（再活性化）し胎児に感染する場合などがある．母胎の初感染でおよそ 40％の確率で胎児感染が生じる．再活性化による胎児感染はまれ．また胎児感染しても症状がかならず発現するわけではない．出生時に症状の出ている確率は 20 ～ 30％程度．無症状性に生まれ問題なく成人する感染児も多い．ただし，聴力障害（難聴）は遅発性に発症し，徐々に悪化する場合がある．

2) 先天性風疹症候群 (congenital rubella syndrome：CRS)

- ▶どのような場合に疑うか：①妊娠中に風疹に罹患あるいは罹患が強く疑われる場合，②妊娠初期の風疹 HI 抗体価が 16 倍以下で，妊娠中に 2 管差（4 倍）以上上昇した場合，③妊娠初期の風疹 HI 抗体価が 16 倍以下で，妊娠中に風疹患者と明らかな接触があった場合，④妊娠初期の風疹 HI 抗体価が高値であった場合（512 倍以上），⑤胎児あるいは新生児に CRS を疑わせる所見を認めた場合，⑥乳幼児で原因不明の白内障や難聴を認めた場合．
- ▶症状：先天性心疾患，難聴，白内障の 3 つが顕著．先天性心疾患と白内障は妊娠 3 か月以内の母胎感染で発生する．難聴は妊娠 6 か月でも感染により発症する．高度難聴が多い．その他に，網膜症，肝脾腫，血小板減少，糖尿病，発育遅滞，精神発達遅滞，小眼球などがある．
- ▶治療法：先天性心疾患・白内障は手術可能になった時点で実施する．難聴に対しては，人工内耳が行われる．
- ▶予防：風疹ワクチンで免疫をつけ，母胎に十分な高い抗体価をつけさせる．妊娠可能年齢の女性で風疹抗体がない場合にはワクチンにて免疫獲得させる．妊娠中のワクチン接種は行わない．例えワクチン接種後妊娠が判明したとしても，障害児の出生は少ない．
- ▶法令など：「先天性風しん症候群」は全数報告対象（5 類感染症）であり，診断した医師は 7 日以内に最寄りの保健所に届け出なければならない．

3) 先天性梅毒

- ▶どのような場合に疑うか：母親の梅毒感染によって生じる．無治療の第 1 期または第 2 期梅毒は胎児感染する．潜伏期や第 3 期は通常感染しない．妊娠初期・出産時に行われる母体の血液検査で疑われるときは，皮膚または粘膜病変の暗視野顕微鏡検査，および定量的な非トレポネーマ血清試験などを行う．臍帯血は感度と特異度が低いので血清検査に用いない．
- ▶症状：多くの患児は無症状で，疾患は生涯にわたり潜伏する．早期先天梅毒では，特徴的な皮膚病変，リンパ節腫脹，肝脾腫，発育不全，血性鼻汁，口周囲の割れ目，髄膜炎，脈絡膜炎，水頭症，痙攣，精神遅滞，骨軟骨炎，偽性麻痺などを認める．晩期先天梅毒では，ゴム腫性潰瘍，骨膜病変，麻痺，瘍，視神経萎縮，間質性角膜炎，感音難聴，歯牙奇形を認める．
- ▶治療法：治療はペニシリンにより行う．血清 VDRL・RPR の抗体価を 3 か月ごとに行う．治療が成功した場合，非トレポネーマ抗体抗体価は 6 か月までに非反応となる．妊娠中に診断がついた場合，母体の治療により母体および胎児の両

方を治療することができる．
- ▶予防：妊婦でのルーチンの梅毒検査の実施．妊娠中に梅毒以外の性行為感染があった場合でも梅毒検査を再検査する．先天性梅毒の診断が確定した場合，家族も定期的に検査する．母体の血清検査では陽性のままである場合は再感染を疑い，再治療を行う．血清陰性でも梅毒患者への性的接触のあった場合は，感染を疑い治療するのが原則である．

4) 先天性トキソプラズマ感染症
- ▶どのような場合に疑うか：トキソプラズマ原虫感染は，不適切に調理されたトキソプラズマ囊子を含んだ肉の摂取やネコの糞由来の接合子囊の摂取により生じる．母体のトキソプラズマ初感染によって胎児感染が生じる．胎児感染は妊娠後期の母体感染ほど生じやすい．妊娠初期に感染した胎児はより重症化しやすい．妊娠中の感染の30～40％で先天性感染児が生まれる．
- ▶症状：妊婦に臨床徴候は認めないことが多い．感染新生児も出生時には無症候である．未熟児，黄疸，肝脾腫，心筋炎，肺炎，発疹などの症状の現れることがある．脈絡網膜炎，水頭症，脳内石灰化，小頭症および痙攣などがある．難聴や精神遅滞や痙攣などの神経学的徴候は出生時正常でも数年後に発現することがある．
- ▶診断：血清学的検査にて母体および新生児の感染を診断する．先天性トキソプラズマ症の疑いの場合，血清学的検査，脳MRI，髄液検査，眼検査を行う．髄液所見としては，キサントクロミー，髄液細胞増加，蛋白濃度上昇が観察される．胎盤検査からトキソプラズマ原虫感染の特徴的徴候が見つかることもある．
- ▶治療法：母子感染予防としてスピラマイシン（米国）がある．妊娠後期にはピリメタミンとスルホンアミド系あるいはロイコボリンなどが使用される．コルチコステロイドの使用についての見解は統一されていない．
- ▶予防：ネコのトイレやネコの糞便あるいはそれに汚染されている場所に触れない．生肉や泥付き野菜などを扱ったときの手洗い．初感染のリスクがある女性の妊娠中のスクリーニング検査の実施．

5) 聴器毒性のある薬物の使用
- ▶どのような場合に疑うか：ストレプトマイシンやゲンタマイシンなどのアミノ配糖体抗生物質の妊婦への投薬によって母体および胎児に非症候性難聴が生じうる．特定の家系において少量のストレプトマイシン投与でも難聴をきたすことから遺伝素因がある．アミノ配糖体抗生物質感受性による難聴の原因遺伝子として，

ミトコンドリア DNA の 1555A＞G 変異がある．遺伝子検査にて確認することが可能である．
- ▶症状：非症候性感音難聴．
- ▶治療法：遺伝的素因との関係性が言われており，使用しないことが最善の対処法である．
- ▶予防：ペニシリンの妊娠中投与は比較的安全である．胎盤を通過するが，脂溶性が低くイオン化しやすい．大量に投与しない限り治療域での使用が胎児に影響することはない．

6) 低出生体重児
- ▶どのような場合に疑うか：2,500g 以下の低出生体重児は，30％が妊娠中に感染症の既往があり，60％以上がNICU 管理となる周産期リスクファクター児である．難聴の発生するリスクは 2 倍程度高い．
- ▶フォローアップ：低出生体重児は，成長とともに，構文発達やコミュニケーション能力の遅延，通常体重出生難聴児よりも自閉症スペクトラム障害の行動特性を示してくる児が少なくない．個別に早期からの評価と介入が必要である．

7) 高ビリルビン血症
- ▶どのような場合に疑うか：出生後にみられる生理的黄疸は通常 1 週間以内に消失する．黄疸が遷延するとき疑う．視診での黄疸の診断では高ビリルビン血症の判断を見誤ることもある．神経障害を引き起こしたときは核黄疸の可能性を疑う．
- ▶症状：大脳基底核および脳幹核への非抱合型高ビリルビンの沈着による中枢障害（核黄疸）が生じる．血清ビリルビン値の著しく上昇している場合や血清アルブミン濃度の低い場合（例：早産）などのとき，ビリルビンは容易に血液脳関門を通過し中枢性障害を引き起こす．早期産児の核黄疸は定型的な臨床症状や臨床徴候を伴わない場合がある．核黄疸によってその後の小児期における精神遅滞，アテトーゼ型脳性麻痺，感音難聴，眼球運動障害などを生じる．核黄疸のリスクを明らかにする検査法はない．
- ▶治療法：光療法や交換輸血などがある．光療法はビリルビンを光異性化することによってビリルビンの排泄を促す治療で，高ビリルビン血症の改善や核黄疸の予防に有効である．重度の高ビリルビン血症の場合には交換輸血を行う．
- ▶病態：黄疸の原因には血液型不適合，遺伝疾患（クリグラー・ナジャー症候群およびジルベール症候群など）による溶血性貧血，胆汁うっ滞を引き起こす非経口栄養，新生児敗血症，重度の胎児赤芽球症，赤血球増加症，血腫がある．

8）新生児髄膜炎

▶どのような場合に疑うか：体温調節障害，呼吸窮迫，黄疸，無呼吸などしか認めない場合も少なくない．嗜眠，痙攣，嘔吐をみるときは髄膜炎を疑う．泉門の膨隆や項部硬直は特異的ではない．新生児敗血症を合併したときは積極的に疑うべきである．

▶症状：新生児敗血症と同じく，体温調節障害，呼吸窮迫，黄疸，無呼吸などが観察される．嗜眠，焦点性痙攣，嘔吐，過敏性などは髄膜炎の存在を示唆する所見と言える．泉門の膨隆や項部硬直は新生児髄膜炎ではみられないことが少なくない．動眼神経麻痺，外転神経麻痺，顔面神経麻痺などの脳神経障害がみられることもある．

▶治療法：抗菌薬による無菌化が治療の目的となる．B群レンサ球菌性髄膜炎の初期療法ではアンピシリンとゲンタマイシンの併用が行われることがある．ゲンタマイシンは聴器毒性を考慮し，臨床所見の改善や髄液の無菌化が確認できたら速やかに中止が望ましい．

▶病態：新生児髄膜炎とは生後90日以内の細菌性髄膜炎をさす．B群レンサ球菌，大腸菌，リステリア菌が起因菌の75％を占める．

▶予後：髄膜炎治療後の2年間は遅発性の神経学的合併症の発症を考慮した経過観察が必要である．2年間は神経学的合併症に対して綿密に経過観察されるべきである．治療を行わない場合，死亡する．治療による予後は出生体重，起因菌の種類，臨床的重症度による．グラム陰性菌の死亡率は20～30％，グラム陽性菌の死亡率は10～20％である．血管炎，髄膜炎や脳膿瘍を伴う場合，死亡率は75％に近づく．水頭症，難聴，精神遅滞などの後遺症は，生存例の約半数で生じる．グラム陰性桿菌は予後不良である．診断時の脊髄液中菌数は予後を左右する．

9）新生児仮死

▶病態：早産，過期産，分娩異常（臍帯巻絡，回旋異常，胎盤早期剥離など）を原因として出生時から続く低酸素脳症，循環不全を主徴とする症候群である．仮死の程度はアプガールスコアで評価される．仮死による全身低酸素・循環障害の結果，胎便吸引症候群，心筋障害，低酸素性虚血性脳症，腎不全などが生じる．重症仮死の場合，低酸素脳症による意識障害や痙攣などの重篤な症状を伴い，脳性麻痺などの後遺症を残す．処置により回復した場合でも，その後の神経発達障害が否定されたわけではない．

▶診断基準：4項目すべてを満たすものを新生児仮死と定義している[3]．

①臍帯動脈血 pH ＜ 7.0
②アプガールスコア 4 点未満
③神経症状（痙攣，筋緊張低下，傾眠傾向）
④多臓器不全

- ▶症状：出生児にみられる呼吸不全，循環不全を主徴とする．先天異常や未熟性がない場合は，胎児の低酸素・虚血に続発して生じる．処置により回復しても後遺症として難聴などの神経症状をきたすことがある．
- ▶治療法：蘇生術（保温，気道確保，呼吸刺激，人工呼吸・心マッサージ，薬物投与）など．
- ▶リスク因子：母体因子として心疾患・腎疾患・糖尿病や高齢初産・薬物使用・ショックなどがある．妊娠・分娩因子として妊娠高血圧症候群，早産，過期産，遅延分娩，常位胎盤早期剥離，臍帯脱出などがある．胎児因子としては胎児ジストレス（胎児仮死：胎児の環境が悪化して低酸素とアシドーシスの状態になり，胎児が苦しくなった状態），未熟児，子宮内発育遅延，多胎，奇形，羊水異常などがある．

10）人工呼吸器管理

NICU などで 5 日以上人工呼吸器を使用した場合，難聴のリスクが高いとされる．

遺伝診断と遺伝カウンセリング

遺伝診断の進歩により，難聴の原因遺伝子が解明され，スクリーニングが可能となっている．難聴者の正確な原因診断が可能なばかりか，技術的には夫婦に対して遺伝子検査を行えば保因者であるか否か，つまり着床前に胎児が先天性難聴となる可能性があるかないかを診断することも可能な時代になった．

本項では，まず現在の遺伝診断と遺伝カウンセリングの現状をダウン症を事例として解説したうえで，難聴に関する課題について考察していく．

1 遺伝診断

遺伝診断によって疾患（障害）に関連した遺伝子を調べることで現在罹っている病気の診断を確実にしたり，将来の自身の予後や子孫に関するリスクを見積もることができる．一般的には，採血をして DNA を抽出し，責任遺伝子の有無を確認する．

現在遺伝子検査の対象となっているのはメンデル型遺伝病と言われる単一遺伝性疾患である．家族内の複数の世代で発症がみられる優性遺伝と血族結婚を続けなければ発病はみられない劣性遺伝の発生様式がある．

> **Note　新生児マススクリーニング**
>
> 　新生児を対象に先天性代謝異常症などの疾患に対し，早期発見・早期治療（疾病によっては発病する前から）ができるようにする目的で行われている検査である．
> 　ガラクトース血症，フェニルケトン尿症，メープルシロップ尿症，ホモシスチン尿症，先天性甲状腺機能低下症（クレチン病），先天性副腎皮質形成の6疾患がスクリーニングの対象になっている．このほか，妊婦からの採血でダウン症のスクリーニングも可能である（高齢出産者を対象に実施している）．遺伝子検査技術の進歩により，先天性難聴についても出生前検査が可能となっているが，現時点では自費診療の枠組みで行われている．
>
> 　参考資料
> 　　メルクマニュアル　http://merckmanual.jp/mmpej/index.html
> 　　新生児仮死　http://www.jsog.or.jp/PDF/60/6007-145.pdf

　国内で保険診療として遺伝子検査が認められているのは，筋ジストロフィー，表皮水疱症，家族性アミロイドーシス，先天性QT延長症候群，脊髄性筋萎縮症，中枢神経白質形成異常症，ゴーシェ病（ムコ多糖症Ⅰ・Ⅱ型），ファブリ病，ポンペ病，ハンチントン舞踏病，球脊髄性筋萎縮症などである．これらの疾患が疑われる場合，健康保険によって検査を受けることができる．遺伝子検査後のカウンセリング料も保険適応となる．

　平成24年（2012）度から先天性難聴の遺伝子検査も保険診療に収載された．

　上記以外の疾患への検査・カウンセリングは自費となる．

　遺伝カウンセリングは，日本遺伝カウンセリング学会の認定する臨床遺伝専門医や日本遺伝カウンセリング学会と日本人類遺伝学会によって認定される認定遺伝カウンセラーによって行われる．

　遺伝疾患には単一遺伝子疾患以外に，個々の影響は比較的小さいが複数の遺伝子が組み合わさることで発病する多因子疾患あるいは複雑疾患と呼ばれるものがある．糖尿病，高血圧，うつ病，統合失調症，自閉症などがこうした遺伝子のエラーによる多因子疾患である．

　そうした疾患群についても遺伝診断が可能となっている．しかしこうした疾患の多くは環境要因との相互作用によって発現している．今後，関連遺伝子群と環境要因との関わりがより詳細に明らかにされれば，環境要因の調整を通じて発病予防や症状軽減を図れるだろうと期待され，そうした視点から関連遺伝子群の解明のための研究が押し進められている．さらに，こうした関連遺伝子群が明らかになることは，遺伝子情報を利用したテーラーメイド医療やゲノム創薬など「高い商業的価値と将来市場の

大きさ」が期待されるビジネスにも直結している．遺伝子研究という医学は，医療とビジネスが近接した領域にあり，研究内容をみるときそこに利益相反行為が潜んでいないか冷静な目で評価することも必要だろう．

2 遺伝カウンセリング

遺伝カウンセリングの患者・家族（クライエント）は，
①血縁者に遺伝性疾患や先天異常者が存在し，自身あるいは子孫が発症しないか不安を抱えている（例：先天性難聴，高度難聴）．
②血縁結婚者あるいはそれを計画しているカップル．
③妊娠中における薬物療法，X線照射，感染症の罹患などから，胎児への影響を憂慮している妊婦（例：アミノ配糖体抗生物質の使用，風疹への罹患）．
④高齢妊婦（35歳以上）（例：ダウン症）．
⑤その他
などとなる．

カウンセラーは，クライエントに対して，遺伝診断，家系に関する情報収集，遺伝的危険率，出生前診断，保因者診断などについての説明を行い，クライエントの過度な期待の修正や不安の解消に尽力する．病態，予後，治療方針，療育の必要性に関する説明，公的助成など福祉制度，自己負担要件，発達や学習に関する見通し，学校や社会の受け入れ体制などに関する適切な情報を提供することで，クライエント自らが意思決定するように導く．カウンセリングは，クライエントの宗教・文化的背景や疾患に対する理解度などを考慮しつつ，非指示的・共感的・受容的な態度でもってクライエントの意思決定の援助をする行為である．

妊婦における先天性疾患に関するカウンセリングは，常に妊娠中絶の選択の是非がテーマとなる．障害児を受け入れ育てていくにせよ，妊娠中絶を選ぶにせよ，そこにカウンセラーが介入することは望ましいこととは言えない．クライエント自らが意思決定するように導くことが最重要である．

3 難聴に関する遺伝診断

難聴患者の遺伝子解析データベースから難聴の原因遺伝子の特定がなされた．原因遺伝子が特定されたことにより，難聴の程度・進行性・随伴症状など臨床上有用な情報が得られ，治療法選択などに利用することが可能になった．これまでの研究で100種類ほどの遺伝子が難聴に関連していることが明らかになっている．

血液を解析するインベーダー法による先天性難聴の遺伝診断は平成24（2012）年4月から保険診療に収載された．本検査では日本人の遺伝的背景を考慮した難聴に関

> **Note** 出生前診断が可能となり生じてきた課題(ダウン症の出生前診断の事例から)
>
> 染色体異常の病気の一つで21番染色体が1本余分に存在し3本あることから生じる先天性疾患がダウン症である．遺伝子が異なることで生じる差異に対して，それを元に戻すような治療法や治療薬はない．ダウン症児は，知的障害，心疾患，低身長，肥満，筋力の弱さ，頚椎の不安定，白内障などの眼科的異常などを伴うことが知られている．特異な顔貌・翼状頚，弾力のある皮膚なども認める．思春期にうつ病や早期退行を生じるケースもある．ダウン症の男子は不妊であり，女子は，50％の確率でダウン症児を妊娠し，心房中隔欠損症（atrial septal defect：ASD）単独あるいはファロー四徴症など先天性心疾患を合併する．難聴は必発ではない（知的障害から誤認されるケースが多い）．aABRなどの新生児聴覚スクリーニングでは，児の当該の形態上の差異から難聴と診断されてしまうことがある．合併症である心疾患は外科的に治療できるようになり，ダウン症児の平均余命は飛躍的に伸びた（1歳を迎えることができたダウン症児の平均余命は約50歳）．この先天性疾患は，母親の出産年齢が高いほど発生頻度が増加することが知られている．母親の年齢が25歳未満なら1/2,000，35歳未満なら1/300，40歳未満なら1/100である．45歳以上では1/30ときわめて高率になる（全体でみると1/800の割合で発生する）．体外受精など不妊治療の現場では，45歳以上で1/6の発生率となる．日本産婦人科医会の全国調査によれば，ダウン症の割合は1995年出生1万当たり6.3であったが，高齢妊娠の増加から2011年には1万当たり13.6に増加した．ダウン症を理由とした人工妊娠中絶は推計で1995～1999年に比して2005～2009年では1.9倍に増加している．新型出生前検査（NIPT）の始まる前の2011年にダウン症と診断された胎児は2,300でそのうち800が妊娠中絶された．2013年4月よりNIPTが開始され，2013年11月22日までにNIPTを受けたのは約3,500人で，そのうち67人がダウン症の診断を受け，そのうちの妊婦90％が中絶を選択したことが各種メディアやNIPTコンソーシアムよりアナウンスされている（2014）．

わる10個の遺伝子，47個の変異についてスクリーニングが可能である．本検査で日本人の先天性遺伝性難聴の70％がカバーされる（30％は原因を同定できない）．

難聴者自身の遺伝診断および両親が保因者であるか否かなどを診断することも可能である．夫婦（カップル）の遺伝子を検査することによって高度難聴児として生まれるか否かを予見することも可能である．例えば，母親と父親がともにGJB2の保因者である場合，難聴児の生まれる確率は25～50％となる．劣性遺伝のため片親だけが保因者の場合には難聴は発現しない．NIPT（Non-Invasive Prenatal genetic Testing：非侵襲的出生前検査）が妊婦の採血で診断するのに対して先天性遺伝性難聴は着床前の段階で診断が可能となる．このような保因者診断は優生学の観点から倫理的に複雑な課題を内包している．臨床遺伝専門医と連携し，遺伝子検査・診断に関

するガイドラインに従って進める必要がある.

難聴の原因となる遺伝子が明らかになることで，正確な診断，予後評価（重症度判定・めまいなどの随伴症状の有無），他の症状や病気が発症するか否か（症候性遺伝性難聴の診断）などの情報を得ることができる[4]．

4 新生児聴覚スクリーニング

新生児のほとんどは，出生後退院までの間に産院で実施される新生児聴覚スクリーニングによって難聴の有無が評価されている（両親のいずれかが難聴，第1子が難聴児，難聴の家族歴などの背景がない限りあらかじめ遺伝子検査を行うことは一般的でない）．新生児聴覚スクリーニングには，aABRやOAEスクリーナーなどの機器が用いられる．出生1,000に対して2の割合で発生する難聴児のスクリーニングにおいては，感度よりも特異度を優先した機器設計となっており，実際には，難聴のない新生児を含めて10〜20程度を「所見あり（refer）」（偽陽性）としてふるいにかけている．特異度を実際に難聴があるのに「所見なし（pass）」となる確率は0.0004%（Natus Algoの場合）と「100万分の1の奇跡」のレベルにある.

出産直後の母親は，児の健康状態に最も敏感である．そのタイミングで，「新生児聴覚スクリーニングで難聴の疑いがありました．」と告げる愚は避けなければならない．「生まれた直後の赤ちゃんの耳には胎脂がつまっていたり，鼓室内の羊水がまだ十分に抜けていなかったりすることがあるので，また日を改めて検査しましょうね．」などと説明し，耳垢塞栓などの確認も含めて，耳鼻咽喉科での二次スクリーニングへ誘導することが望ましい．「難聴の疑い」とだけ告知され，数日後に耳鼻科を受診するような状況になると，その間に，母親の不安やストレスが強くなり，母乳が出ないなどの問題が生じることもある．あまりにストレスが過度であると育児放棄の行動をとることもある．初期段階での声がけは十分な配慮が必要である.

親の心のケア

1 耳鼻咽喉科二次スクリーニングにおける留意事項

マタニティクリニックでは退院前に新生児聴覚スクリーニング（aABR）を実施するのが一般的である．referの結果が出た場合再検査が行われ，それでもreferである場合には，退院後に耳鼻咽喉科で二次スクリーニングを受けるよう誘導される.

二次スクリーニングでは，睡眠下でのABR閾値検査が行われる．aABRは覚醒あるいは傾眠状態で記録されるが，トリクロロシロップなどで睡眠状態におき，防音

■親の心のケア

Note 鋭敏度（感度）と特異度

検査の信頼度は，感度と特異度から評価する．

一般に，鋭敏度と特異度に対する考え方は以下のようになる．特定疾患罹患群に対して行う検査では，陽性（異常値，所見あり，refer）を示す割合（真の陽性率）を「鋭敏度（感度）」と呼び，特定の病気に罹患していない集団に対して検査を行ったとき，陰性（正常値，pass）を示す割合（真の陰性率）を「特異度」と呼んでいる．検査の感度を上げようとすれば特異度は下がり，偽陽性（refer）が増える．特異度を上げようとすれば感度が下がり，偽陰性（refer）が増える．

また同じ検査でも対象集団の条件により確度に差が出る．感度85％，特異度98％すなわち偽陽性率2％のインフルエンザ迅速キットを例にあげてみると，有病率30％の冬期と，有病率1％の夏期で行った場合では陽性的中度（positive predictive value：PPV）は前者が95％で後者が31％と大きな開きが生じる．夏に同じ検査をして陽性反応が出ても，2/3以上が偽陽性となる．こうした問題を避けるため，aABRは，感度99.9996％，特異度99.2％に設定されている．

先天性難聴は，人種などに関係なく出生1,000に対して1～2の発生率であることがわかっている．早期発見・早期介入が難聴児支援で求められるため，本スクリーニングの感度は特異度を犠牲にしてでも高くなければならない．1,000人中1人の先天性難聴を100％の感度で検出するために特異度が99.2％となっていることは，1人の検出のために8人の偽陽性が生じることを意味する．実際には，aABRのイヤーマフのサイズ不適合，検査環境の不備（雑音，胎動など），外耳道内が胎脂で耳垢栓塞のような状態になっている，滲出性中耳炎の状態などの影響でreferとなっている場合も含まれ，初回検査時に偽陽性（refer）となる数は，1,000当たりで施設ごとのばらつきがあるが10～30程度になる．

室・シールドルーム（脳波室）でABRを記録する方がノイズが少なく正確な検査が行える．またaABRは40dB以上すなわち軽度難聴以上の難聴をスクリーニングするだけで，くわしい聴力レベルはわからない．二次スクリーニングでは，ABR以外にも周波数特異性の高い聴性定常反応（Auditory Steady State Response：ASSR）も併せて行われる．

難聴が疑われる場合には，小児科医，耳鼻咽喉科医，言語聴覚士が連携して，その他の機能障害や発達異常がないかについて評価していく．遺伝子検査は新生児の段階で難聴が症候性か非症候性か正確に診断できる点で非常に有益である．遺伝情報から成長の過程において，今後発生しうる問題を予測でき，より緻密な治療とケアが可能となる．児が難聴であった場合には，両親の遺伝子検査も行えば，第2子が難聴になる可能性を着床前診断として見積もることも可能である．

Note　聴者とろう者のコミュニケーションに必要なインフラ

『筆談』：筆談ボード，紙とペンがあれば即座に可能なきわめてローコストな対処法である．ただし，日本語の獲得が不完全なろう者に対しては，単語・平易な文法・矢印などの視覚的な記述が必要となる．ろう者が聴者に筆談をお願いしたら聴者が「はいっ！」とろう者にボードを渡したという笑い話にもならないような話があるように，聴者には歩み寄りの視点が欠如していることがしばしばある．ボードに書くのは聴覚障害者ではなく聴者，つまり，「単にボードを置けばいい」というのではなく，聴覚障害者の特性についてもっと理解することが必要なのだが，現実の社会はそこまで成熟していない．

『呼出レベル』：長蛇の列となる人気レストランやフードコートなどではお客さんに順番が来たことを告げるための手段として使われているが，聴覚障害者にもとても便利である．病院・銀行・行政の窓口には義務化すべきインフラであるが，実際にはほとんど導入されていない．いつ呼ばれるかとひたすら受付係の口元を凝視している聴覚障害者は，この導入だけで救われる．

『補聴器』：福祉で支給されるのは両側 70dB 以上の聴覚障害者手帳 6 級以上である．高齢で聞こえにくく不便を感じていても 6 級には該当しない場合が多い．地方自治体によっては中軽度難聴でも補助を行うところが増えているが，その助成は十分とは言えない．「年金暮らしだからそんなにお金はかけられない」と補聴器を断念する方は少なくない．難聴の放置，補聴器未装用であることが認知症のリスク要因であることを考えると，補聴器助成の充実は医療費の抑制につながる可能性がある．海外の基準も考慮して補聴器取得のハードルは低くするべきであろう．

『要約筆記』：会議や講演などにおいて，サブスライドに演者の発言内容の要約を表示することを要約筆記という．一般的には，パソコンを用いてリアルタイムに発言内容の要旨を要約筆記としてサブスライドに提示する．会議や講演など常に設置されていれば，必要とする聴覚障害者（主に中途失聴・難聴者）の社会参加の場面に広がりが生まれる．また，こうした試みがあることを通じて聴者がろう者・聴覚障害者という見えない障害がそこかしこにあるという現実を認識することができる．PC 要約筆記のノウハウ，設置は失語症のコミュニケーション支援にも活かせる．しかし，現状では要約筆記者の養成事業がいちばんの課題となる．

『教育』：教育支援は 2 つの視点が必要である．普通学校に通う難聴児支援とろう学校などでのろう教育である．①普通学校の場合，小中学校などの義務教育ではやっとその対策が始まったに過ぎないし，義務教育ではない高等学校においては支援がほとんどない．大学で行われる e-learning や PC テイクでの情報保障が確保されれば，多くの聴覚障害児の学力は上がり，進学率も上がるはずである．難聴児がいる場合の情報保障のための学校に対する支援は国レベルでなされるべきである．学校内への WiFi 環境の整備とすべての生徒・学生が副教材的に iPad などのスレート端末を使用できる環境の整備は喫緊の課題といえる．ろう者の進学率の低さはろう者の知能の問題ではなく聴者である教員がそれに最適化した教育を施していないか

らであり，そうした視点から見れば，すべての公的学校は日本国憲法に認められている"教育を受ける権利"を保障できていないことになる．②ろう学校は，現在，インクルージョン教育という思想の導入によって公的教育の場面からなくなっていく流れにあるが，ろう社会における言語として日本手話は，ろう者同士のコミュニケーションには欠かせない言語である．聴覚言語としての日本語から派生している日本語対応手話とろう者の言語である日本手話は必ずしも同一ではない．日本手話の語彙の40～60％程度は韓国手話や台湾手話と同じであり，日本手話はろう者によっては日本語対応手話や聴覚日本語よりもグローバルな言語であるという一面もある．現在，ろう者のための日本手話によるろう教育は私学でしか展開されていないが，そうした問題についても聴者の独善的な価値観だけで判断することなく，相互理解のためのラーニングを真剣に考えることが必要である．

『手話』：日本語を母語とする中途失聴・難聴者も手話（日本語対応手話）を使う人がたくさんいるように，文字での情報保障がなされていれば手話が不要となるわけではない．手話は「話しことば」としてろう者や聴覚障害者にとっては必要なコミュニケーション手段の一つである．手話は，音声言語同様に文字を介するよりもわかりやすく，タイムラグなく，情報や感情を共有することができる．人と人が対するところには手話は欠かせない．ろう者が社会で活躍するためには，聴者とのコミュニケーションにおいて手話に今よりももっと専門性が必要となる．手話通訳においてそうしたことが必要になる．裁判，医療，国際手話，専門的な通訳者の養成が必要であろう．

震災で長い間停電が続いたり，物資の供給が途絶えたとき，補聴器の電池の確保，人工内耳の充電といった問題が発生した．手話は，有事におけるバックアップとしてその必要性は今後も永久にあると考えるべきである．少なくとも5人に1人くらいの割合で，手話で日常会話くらいできる人がいるだけで，有事にも様々な課題をクリアすることができる．危機管理ツールとしての手話という視点も必要だと思われる．

2 難聴の診断がついて以降の対応

感音難聴を治療で正常な聞こえに戻すことは不可能であるため，難聴児は補聴器による聴覚補償あるいは聴覚コミュニケーションに代わる代替コミュニケーション手段（手話，キュードスピーチ，指文字など）などいずれの手段を選択するか早急に決めていく必要がある（「言語獲得の臨界期（敏感期）」の項参照）．

一般的には，ベビー型補聴器の使用から開始し，補聴器での補聴効果が十分でないと判断された場合，手話や人工内耳について検討していくことになる．両親が聴者である場合には，児に聴覚コミュニケーション能力を獲得させるデバイスである人工内耳が選択されることが多いが，両親がろう（聾）者の場合には手話を選択するケースもある．基本的には家庭内コミュニケーションを成立させることが最初の課題となる．人工内耳に踏み切れない両親には，日本語対応手話の獲得を促すことも有益である．

書記日本語あるいは音声日本語と同じ文法体系である日本語対応手話の学習は，人工内耳術後の聴覚ハビリテーションにおいてスムーズな訓練が行いやすいからである（日本手話は，手の動きだけでなく表情や姿勢も手話情報として活用している並列情報処理表現である．音声や書記は時系列上で一つの情報のみを展開するだけなので，音声のみで日本手話の内容を表現すると冗長化しやすく意図を伝えにくい）．

　母親と赤ちゃんのサポートには，まず人工内耳児とその家族および手話を選択した家族に引き合わせ，どのような選択がその家族にとって最も最適であるかカウンセリングを通じて両親や家族に判断させなければならない．とくに先天性難聴における人工内耳術は，患児そのものが自己決定権を行使できないことや侵襲性を伴うことから家族内での合意形成は，児の将来において非常に重要になってくる．

　医師・言語聴覚士・臨床心理士・遺伝カウンセラーなどがチームとなって，一方では人工内耳装用者の会や手話を使うろう者の会など当事者からの情報も手に入れられるようにしていくことが望ましい．

3 両親への説明時の留意点

▶我が子が難聴であるとわかった場合，母親は自責の念にとらわれやすい．こころのケアをまず念頭に置く必要がある．
　・将来を見通せないことから抑うつ傾向に陥りやすい．
　・心的ストレスが原因で母乳が出なくなるなどの徴候が生じることもある．
　・時に母親が児を拒否し育児放棄となることもある．
　・臨床心理士や遺伝カウンセラーの介入は問題解決に有益である．
▶家族間の関係悪化が生じることもある．
　・夫婦間あるいは夫の両親（祖父母）と母親で生じうる．
　・先天性遺伝性非症候性難聴の多くは家族性劣性遺伝である．両親や祖父母が保因者であることが発症の遠因である．両親や祖父母が一体となって支援することが必要であり，疾病に関する理解を促すことが第一優先課題となる．
　・「難聴は障害ではなく"障がい"である」とする考え方に対する無理解・偏見を取り除く必要がある．
▶補聴器や人工内耳，手話についてメリットとデメリットの理解を促す．
　・障害者の使う道具あるいは障害者の目印といったステレオタイプな偏見をもっていることは少なくない．母親や家族の理解力を考慮しながら，それぞれのメリットとデメリットを伝えることが大切である．
　・情報が同時期に大量かつ過剰に与えられると理解できないばかりか，そのことが心的ストレスの原因になる．いずれの手段を選択するにせよ，それは出生後速や

かに開始されなければならない．個別の事情を勘案したうえで1回ごとのカウンセリングでの目標を設定しておくことは母親や家族の理解において有益である．
- 福祉制度・各種助成など経済的負担や今後の療育・学校教育制度は，地域によりあるいは市区町村で異なることがある．新生児難聴を取り扱う部署は，常に行政側から発信される最新情報の収集に努めなければならない．

▶祖父母しか相談に来ない場合の注意事項
- 両親が共働きあるいは片親となっていて，祖父母がキーパーソンとなっている場合，必ず親に対しても別途面談の機会を設けなければならない．「先天性ろうの両親の9割は健聴であるが，1割はろうである」から，ろう親が排除されて，祖父母の意向だけでカウンセリング，そしてどの対処法を選択するかが決まってしまう場合がある．
- 児にとっては，両親と同じ言語を使えることがまず最重要課題である．

▶両親がろう（手話）の場合
- ろうの両親は児がろう者として生まれたことを「自分たちと同じ手話を使う子どもとして生まれてきた」と素直に喜ぶ[5]．手話を使う人たちには強固な連帯と連携があった．
- しかし，現在，純粋に手話だけを用いるろう者，手話と口話を用いるろう者の他に人工内耳を装用することで聴覚を得た第三の"ろう者"もいる．手話を基軸としていたろう社会・ろうコミュニティは医学の進歩によってその立ち位置が変化している．現在各地の地方自治体で法制定の推進が進んでいる手話言語法は，手話を大切にしたい人たちの切なる願いの強さを我々に教えてくれている．ろう者が両親である場合には，児の聴力の評価を適切かつ慎重に行い，しっかりとしたカウンセリングを通じて，両親自らが十分に思慮した結果の決断として行動できるように促す必要がある．医療者側が安易なパターナリズムによる介入をすることはつつしまねばならない．

ベビー型補聴器と人工内耳

本邦では，出生時の新生児聴覚スクリーニング，1歳6か月健診および3歳児健診時の乳幼児聴覚検診の計3回の乳幼児の聴覚スクリーニング体制がしかれている．これらのスクリーニングによって言語獲得の臨界期（敏感期）より前の段階で難聴児を発見し，適切なサポートが行われている．

補聴器や人工内耳を用いた早期からの装用訓練，キュードスピーチや聴覚口話法あ

るいは日本語対応手話など聴覚ハビリテーションを併せて指導していくことで健聴児と同じプロセスでことば（聴覚言語）の獲得がなされる．

人工内耳は高度難聴以上の小児難聴例で補聴器による補聴効果が十分得られにくい例が適応となる．

以下，新生児向けのベビー型補聴器と人工内耳について解説する．

1 ベビー型補聴器

乳幼児期の小さな耳にもフィットするように本体そのものの構造が最適化されている補聴器をベビー型補聴器と呼ぶ（逆に成長した耳には小さくてうまくフィットさせられない）．1歳までの児に対して使用する．新生児，乳児の耳介・外耳道の形状に配慮してある．

補聴器には，耳あな型（挿耳型），耳かけ型，ポケット型，ベビー型などのスタイルがある．耳かけ型はレシーバを耳内へ挿入し本体は耳介をまたぐようにかけて耳介の後に引っかけるスタイルの補聴器である．耳介軟骨の柔らかい時期に装着が安定しないため新生児期にはこのスタイルの補聴器は用いない．

ポケット型補聴器は，本体は首からぶら下げたり，前胸部にクリップ止めしたりして装用する．マイクロホンは，メーカーや機種により異なるが，多くの機種は本体にマイクが備わっている．難聴児自身が自分の声を聞くことができるというメリットがある．重度難聴以上の難聴の重い乳幼児（生後6か月から3歳ぐらいまでの間）ではフィードバック現象の回避が目的でポケット型が好んで使われている．最近の耳かけ型補聴器には高出力タイプもラインナップされており，デジタル機能もポケット型にすぐれるタイプが出てきている．こうした高出力タイプの耳かけ型補聴器に専用オーディオシューでイヤホンを接続し「イヤホンクロス補聴器」として使うケースも増えている．

就学前の幼児は耳介や外耳道が十分に成長していないため，耳あな型補聴器の装用は難しい．

2 人工内耳

人工内耳装用によって，ろう者は，音高と音の大きさに関する情報を知覚できるようになる．重度あるいは高度難聴者が補聴器を装用することで軽度～中等度難聴レベルの聞き取りにまで改善される．ろう者に補聴器は有効でないから，聴覚コミュニケーションを得ることを希望する場合には人工内耳は非常に良い適応であるといえる．

ろう児は，出生から人工内耳装用までの期間においては，健聴児のような音の経験をしていない．そのため装用後にハビリテーションが必要になる．

Note　手話という選択

　障害者支援センターに働く支援者の一人Aさんは,「日本人の両親（健聴）は我が子に日本語を覚えてほしいと思う．同様にろうの両親もやはり我が子に自分たちの言語である手話を覚えてほしいと思う．ろうの両親のもとに生まれた聞こえる子どもは手話と同時に周囲に溢れる音声を獲得していく．ろうの両親もこの子が我が子であると同時に"聞こえる世界"の子どもであると十分にわかっている．しかし，ろう児の90％は健聴の両親から生まれる．聞こえる両親のもとに生まれたろうの子どもはろう者の言語である手話に触れる機会がない．両親もろう者の世界を知らない．周囲の人もまた，ろう者の世界を知らない．ひたすら自分達と同じ聞こえる世界の子どもであってほしいと願う．両親がそう願うのは間違ってはいないと思う．でも，その子は"聞こえない世界"の子どもでもあるのだということを知ってほしい．」と語る．ろう児が人工内耳を装用して聴覚を手に入れたとしても聴覚言語におけるテクスチャやメタファーを聞き分けることは現在の医学ではほとんど実現困難である．コミュニケーションは，文のままの意味を理解することだけでなく，言外の意味としてのメタファーを理解することが欠かせない．ろう者は，そうした情報を手話のなかで表現することができる．しかし，そうした豊かな表現力をもつ手話の獲得においても聴覚言語同様に敏感期・獲得期がある．手話を経験させることなく人工内耳へと傾くことは児のコミュニケーション能力の発達においてポジティブとは考えにくい．

　そうしたろう者自らのアイデンティティ確立に向けた母語としての日本手話の学習には，国内では私学1校のみが対応できるにすぎないという課題もある．

　参考資料（明晴学園HP　http://www.meiseigakuen.ed.jp）

　現実問題として，ろう児が人工内耳で聴覚を獲得しても，歌唱やピアノ演奏などにおいて健聴児と同じような音楽の才能を発揮することは難しい．下顎経由で音と同時に振動を知覚することができるバイオリンの演奏をすることにおいては，人工内耳装用時であっても一定の成果があることが報告されている．聴覚認知のうち，リズム成分に相当する感覚情報は，聴神経経由だけでなく，三叉神経（鼓膜張筋），体性感覚，迷走神経（深部感覚，関節加重）とも相互的に作用していることがその理由であると考えられる．

　健聴児の教育で積極的に行われているリトミックは，ろう児の発達や人工内耳装用児の教育にも重要であろう．リズム・イントネーションあるいはプロソディを打楽器など振動の発生するデバイスを活用し，運動覚や振動覚と連動した形で音を知覚させることで児の音感に関する成長が期待できるだろう．

> **Note　手話言語法制定の流れ**
>
> 　1880年，ミラノで開催されたろう教育の国際会議において，読唇と発声訓練を中心とする口話法で教えていくことが決議された．本邦もそれを受け，ろう教育は口話法が用いられるようになった．1933年，ろう学校で手話の使用が事実上禁止され，口話法が主体となった．しかし，1996年国連総会で採択された障害者の権利に関する条約で，手話などの非音声言語も言語として含むことが明記される．その後，流れは変わり，様々な国で憲法や法律で手話を規定する国が増えた．これによって1880年の決議は，2010年バンクーバーで開催された国際会議で撤廃された．ろう者にとっての母語は手話であるとの認識は広まりつつある．本邦も，2013年12月に批准したが，手話に対する理解は不十分である．結果として，手話を理解する人が少なく，ろう者は，日常生活レベルでの情報入手に困難さがつきまとう．手話を使える人以外とは，意思疎通を図ることが容易ではないことから日常生活・社会生活上での苦労は絶えず，聴者の不理解からろう者に対する偏見も少なくない．手話は，ろう者とろう者以外の人とのかけ橋である．ろう者の人権を尊重し，ろう者とろう者以外の者が互いを理解し共生する社会を築くためには手話を尊重する社会にしていくことが大切である．そうした背景から近年各県，市区町村で条例を制定する流れがある．

出生直後における脳の発達

　生後発達期の神経回路が正常に形成され，記憶・学習・情動・運動などの高次脳機能を獲得しうる健常な脳へと発達するためには，「臨界期」と呼ばれる出生直後から6歳くらいまでの時期に，適切な感覚入力やエクササイズ（運動）がなされる必要がある．

　出生直後の段階の脳神経系は，シナプスが過剰に形成されている．正常な神経回路の形成とはこの過剰なシナプスを刈り込む作業である．シナプスの刈り込みは，シナプス結合の強いものが残され，弱いものが除去されるメカニズムに従って形成される．

　このシナプス結合の強度は，外界からの感覚入力（環境要因）の影響を強く受ける．例えば，生直後のネコは一定期間遮眼されると視機能を不可逆性に失うことが知られている（臨界期の存在）[6]．ヒトの言語獲得も視覚同様臨界期があることが経験的に知られていた．先天性ろう児に対する人工内耳は3歳未満に行わないと言語獲得が難しいことからそうした経験則が証明され，人工内耳手術は可能であれば1歳半で行われることもある．人工内耳の装用で聴覚言語を獲得することができるようになったが，人工内耳装用児はリズムやプロソディの知覚においてはいまだそのハンディキャップを乗り越えられないでいる．

シナプス結合は絶対的に強い強度の結合が残され弱い結合が刈り込まれるが，シナプス強度そのものが相対的に減弱しているときは刈り込みが進まず，過剰なシナプスが残ったまま成長する．このようにシナプスの刈り込みが進まず不適切なシナプス結合が残ってしまった状態が，統合失調症や自閉症スペクトラム障害（autism spectrum disorder：ASD）などの精神疾患であると考えられている[7]．

出生直後の脳の発達のポイントを整理すると，以下のとおりである．
- シナプスの接続には，発芽・伸展・新生・消失などの可塑的な変化がある．
- シナプスの発芽は，脳損傷により誘発される．
- 高次脳機能は神経回路の形成によって発達する．
- 神経回路の形成は，シナプスの刈り込みによるネットワークの効率化である．
- 神経回路を構成するシナプス結合は，実際にはその効力が可塑的に変化する．
- 神経回路の発達は出生後の感覚入力（学習と環境）に依存する．
- ネットワークの強固さはニューロン間でのシナプス結合に依存する．
- 感覚入力の刺激頻度と強度がキューとなってシナプス結合が形成される．
- 感覚入力が適切になされないとシナプスの刈り込みが適正に行われない．

一方で，後述するように高齢者の脳では感覚入力の不足による不適切なシナプス結合の誘導（シナプスの発芽）が生じる．
- 末梢感覚受容器の衰えは中枢への感覚入力を減少させる．利用されない神経回路はその活動を休止・休眠させる．
- その結果，シナプスは新しいネットワークを生成する（発芽）．
- 発芽によって本来は活動しない経路が活性化される．
- 耳鳴や慢性疼痛などの錯感覚は不適切な活性化の結果である．

乳幼児期から学童期における聴覚障害

乳幼児期から学童期に発見される難聴を引き起こす耳疾患について整理しておく．

1）耳垢栓塞

耳垢栓塞は，日常的に遭遇する難聴・耳つまりの原因で最も多く，あらゆる世代に共通して難聴や耳鳴の原因として最も多い．耳介を後上方に牽引して耳内を覗くだけでも耳垢を確認することが可能．ホッチキス耳鏡のような器具を用いて観察するとより確実である．耳垢の除去は，第三者が行う場合，医療行為となる．耳垢を認めた場合は，速やかに医師の診察を促す必要がある．

耳垢には，軟耳垢と乾燥耳垢の2つのタイプがある．縄文人由来の遺伝子をもっ

ている日本人は軟耳垢（一般呼称：アメ耳）で，弥生人由来の遺伝子をもつ日本人は乾燥耳垢であるとする説もある．
- ▶どのような場合に疑うか：聞き返しが多い，難聴，耳閉塞感，耳鳴，耳痛，外耳炎などの原因として最も多いのが耳垢栓塞である．
- ▶症状：難聴，耳閉塞感，耳鳴などを主訴に受診することが多い．
- ▶治療法：除去の難易度により異なる．外耳道内が栓塞されるようなレベルにないときは，耳垢鉗子や綿棒などで摘出する．鼓膜面に接しているときは，微温湯（生理食塩水）をシリンジなどで耳内に還流させ排出させる方法もある．ひどく栓塞している場合は，耳垢水［炭酸水素ナトリウム（重層）とグリセリンと滅菌精製水を1：5：10（～15）の割合で混合した溶液］の点耳（耳浴）を4～5日程度続けてもらい，耳垢を吸引除去する．耳垢の吸引の際に生じる耳内音は難聴をきたすレベルにある．処置後に耳鳴を訴えるケースの場合は，その後の経過観察が重要である．
- ▶予防：耳垢は脂溶性であるため，オリーブオイルやベビーオイルを染みこませた綿棒による耳内清拭（3～4回耳内に触れる程度）を週3～5回程度行う．耳かきは感染のフォーカスとなるので洗浄や消毒のできるものかつ個人ユースが原則である．

2）滲出性中耳炎
- ▶原因：鼓室内に貯留液が溜まった状態．貯留する原因としては，以下のとおりである．
  ①耳管機能の不全（炎症，機能性，鼓室の感染，耳管の感染，耳管開口部の閉塞）．
  ②急性中耳炎時貯留膿が無菌性に遷延貯留する．
  ③生理的なアデノイド増殖による耳管開口部の閉鎖（生理的な分泌の排泄障害）．
  ④上咽頭炎（アデノイドの炎症）．機序は③に同じ．
  ⑤逆流性食道炎によるに耳管粘膜の炎症．機序は③に同じ．
  ⑥鼻すすり（高齢者の耳管開放の場合は，鼓膜の癒着・内陥を生じる）
  ⑦口蓋帆挙筋の異常（口蓋裂など）．嚥下に伴う耳管の開閉が正常に行われないため．
- ▶症状：聞き返し，返事をすぐにしない，ことばを覚えるのが遅い．先行する中耳炎があるときに疑う．
- ▶治療法：薬物療法，鼓膜切開術，チュービング（鼓膜ドレーン留置術）．

3）小耳症・外耳道閉鎖（鎖耳）
- ▶疫学：原因不明．健康な両親から偶発的に生じる先天性疾患．

- ▶症状：耳介の欠損と外耳道の閉鎖．伝音難聴．放置すると言語発達遅滞・コミュニケーション障害など難聴一般に認められる障害を生じる．小耳症は美容的な意味での劣等感を引き起こしやすい．
  - ①両側小耳症
  - ②両側外耳道閉鎖症（骨部外耳道閉鎖＞軟部外耳道閉鎖）
  - ③伝音難聴合併症

合併症として，顔面神経麻痺，小顎症，口蓋裂，頬骨低形成，咀嚼・嚥下障害を伴うことがある．

- ▶治療法：補聴器（術前は骨導），耳介形成・外耳道形成．

4）外傷性穿孔性中耳炎

- ▶原因：耳掃除中に誤って耳内を傷つけたり，親の耳掃除をまねして児自身が奥まで一気に押し込んでしまう場合などがある．平手打ちや耳へのキス（吸引）でも生じることがある．多くは偶発的な事故であるが，このような事例に遭遇したときは，虐待を念頭に置く必要もある．
- ▶症状：耳痛，耳出血，めまい，難聴．
- ▶治療法：穿孔が大きくなく経過中に感染をきたさなければ，半年くらいで自然閉鎖する事例は少なくない．穿孔が大きな場合は，ベスキチンやテルダーミスなどの創傷治癒用の被覆剤を鼓膜面に置く外来処置で自然閉鎖を促す．3か月以上経過しても穿孔の縮小化がみられないときは，鼓膜穿孔閉鎖術など観血的治療を考慮していく．

5）先天性真珠腫性中耳炎

- ▶病態：胎生期に鼓室内へ上皮細胞が迷入し，それが増殖したもの．白色球形の塊であたかも真珠のように見えることから真珠腫と呼ばれる．真珠腫全体のうち，先天性の占める割合は5％くらい．
- ▶症状：正常な鼓膜の奥に白色塊が透過視される．難聴などを主訴で受診し偶発的に見つかることが多い．閉鎖型真珠腫は，耳垢除去時や3歳児健診時などで偶然発見される．開放型は鼓膜所見から診断することは難しく，伝音難聴の治療目的の手術で偶然発見されることが多い．
- ▶診断：鼓膜所見（正常鼓膜の奥に白色塊を確認することで診断できる）．CTや内視鏡などによってかなり小さな真珠腫まで診断が可能である．
- ▶聴力検査：伝音難聴あるいは混合難聴の場合．
- ▶中耳CT検査：先天性真珠腫を疑う所見のときは，神経鞘腫，グロム腫瘍，コ

レステリン肉芽腫などとの鑑別が必要．後天性真珠腫との鑑別は難しい．
- ▶治療法：早期に鼓室形成術を行い完全摘出する．後天性真珠腫と比べると進行は遅い．放置すると徐々に大きくなって周囲に進展する．耳小骨連鎖の破壊を伴う場合は，耳小骨連鎖の再建術を行う．予後良好．

6）先天性耳小骨奇形 [8]
- ▶原因：中耳腔（鼓室）にある3つの耳小骨のいずれかに先天的な異常が生じ，難聴になる病気を中耳奇形（先天性耳小骨奇形）と呼ぶ．
- ▶症状：外耳道閉鎖（鎖耳），小顎症・顔面奇形を伴う複合奇形として，トリーチャーコリンズ症候群，アペール症候群，クルゾン病などがある（遺伝性疾患）．耳小骨奇形が片側のみの場合，小学生になるまで発見されないこともある．両側性は難聴が顕在化しやすく3歳くらいまでに見つかる．
- ▶治療法：鼓室形成術あるいはアブミ骨手術．

7）スポーツによる音響外傷性難聴
- ▶どのようなスポーツで生じるか：剣道における面打ち，陸上競技時のスターター音の頻回の聴取あるいは耳元での使用などインパクトノイズの生じるスポーツすべてで起こりうる．
- ▶症状：C5dip型難聴，急性高音急墜型感音難聴などの急性感音難聴パターンをとることが多い．
- ▶治療法：原因となるスポーツ活動を休ませ，突発性難聴の治療に準じた点滴や薬物療法を行う．
- ▶予防：防具（面）の正しい装着（可能であれば面打ちなどを受けるときは耳栓を装着する）．陸上のスターター銃を取り扱うときは耳栓をつける．

小児難聴の種類と学習との関連

1）一側ろう
- ▶病態：片側性の高度難聴．1,000に1～2の頻度で発見される．学童期まで気づかれずに，健診ではじめて見つかることが少なくない．原因としては，先天性遺伝性ろうやムンプス感染の後遺症の可能性が高いと考えられている．
- ▶学習上の課題：難聴側からの呼びかけに対しては聞き取りのハンディキャップがある．方向感や音源定位を正しく行えないため，音をキューにした課題で正しく

反応できないことがある（音のする方は？などの問いで正しい方向を判断しがたい）．騒音下では語音の聞き取りが著しく悪くなることがある．ADHDなどと間違われることがある．一側ろうの場合，飛行機のパイロットなど一部の職種に就職することができない．
▶対処法：①教室の座席はなるべく中央からろうの耳の側とする．②クロス補聴器，ダイナミックサウンドフィールド（DSF）システム，FMシステムなど（「補聴器以外の支援システム」（p106）参照）．
▶その他：有効な治療法はない．対側の良聴耳の聴力を失う可能性はほとんどない．

2) 小児高音急墜型難聴

▶病態：原因は様々（不明，ストレス性，音響外傷，遺伝性など）で，予後予測は困難．障害されている周波数帯域によって生じるハンディキャップは異なる．
▶学習上の課題：40dB以上の閾値となっている場合についての状態を解説する．
・8kHz以上：学校教育を受けるうえで問題となるハンディはほとんどない．しかしバイオリンなど3,500Hz以上の周波数が主体となる楽器演奏を的確に行うことは難しい．いわゆるモスキート音を聴取できない．その児が闊達で輪に積極的に入ろうとする性格であればあるほど，学童間でのたわいないコミュニケーションのなかでKY（空気が読めない）とみなされ仲間はずれとされる可能性がある．
・4kHz以上：上記のほかに，電子レンジや目覚まし時計などの「チン」や「チーン」といった電子音の聞き取りが苦手となる．日本語の音素ではほとんど問題とならないが，英語や米語の子音の一部を正確に聴取できない．2011年度の新学習指導要項で小学校からの英語活動が必修となり，授業に際して補聴器などを使わないと，目標とする学習到達が困難となる可能性がある．ピアノの鍵盤の最も高い音のレベルで聞き取れない．倍音は当然聞き取れない．
・2kHz以上：補聴がなされないと通常の授業でも困難を生じることが頻回に生じうる．チャイムが聞こえない（聞こえにくい）ため，休み時間の終わりのチャイムが聞き取れない．教室に戻ってくるタイミングがいつも遅い（遅れる）などの行動として観察される．学童間での会話や女性教師との会話では聞き返しが頻回に生じる．一方で，男性教師の声などはすべて聴取できる．これは自宅において父親の声は聞こえるが母親の声は聞きづらいという場面で観察される．
▶対処法：サウンドリカバリー方式・周波数移転方式・周波数圧縮方式など高音域の音を可聴周波数帯に移転するタイプの補聴器を使用することで，音の存在を知覚できるようになる．高周波の音は，基本的にはキューとして活用されることが多く，自身が音声で発することができなくても問題とはならない．通常タイプの

補聴器は無効であるばかりか有害である．難聴域においてはしばしば利得過剰による騒音障害を引き起こし，利得不足でほとんど機能していない場合も少なくない．高音域で利得が適正であっても，低域では過剰利得となることが少なくなく，語音明瞭度の改善には寄与しない．小児高音急墜型難聴例では，専用の増幅システムの機能をもつ補聴器を適応すべきである．

3）低音障害型難聴

▶病態：原因は様々である．滲出性中耳炎，耳小骨奇形，慢性中耳炎など鼓膜あるいは耳小骨の異常によって生じることが多い．耳閉塞感や耳鳴を伴うことが多くそれが原因でふさぎがちである．なお，これら疾患はすでにかかりつけ医によって経過観察あるいは治療が行われている可能性が高い．かかりつけ医の有無の確認と治療継続の励ましや支援を行うことは大切である．難聴が片耳のみの場合には学習上の問題はないかあっても軽微である．以下，両側性に難聴がある場合についての課題と対処法を記す．

▶学習上の課題：軽度であっても低音域の障害は母音の弁別などに支障をきたすため学習障害に陥りやすい．当該疾患の治療期間中は，予習や復習を徹底させて授業の進行からドロップアウトしてしまわないように支援する必要がある．落ち着きがない，注意障害，多動などの行動として観察されることもある．

▶対処法：かかりつけ医への通院を支援すること．滲出性中耳炎の場合，耳管処置や鼓膜切開などによって劇的に聴力を改善させうる．耳小骨奇形は手術適齢期までは補聴器の使用などが望ましい．慢性中耳炎の場合，穿孔部位をたばこ紙やテルダーミスやベスキチンで被覆することで聞こえの改善を期待できる（一過性）．鼓室形成術（鼓膜形成術）の時期までは，そうした欠損部の被覆処置を行うことが望ましい．

4）音過敏症・音恐怖症

▶症状：外部から聞こえるすべての音が大音量で聞こえたり，特定の音に対して苦痛を感じるといった聴こえの障害を音過敏症という．すべての音が大きな音量で聞こえてしまい標的となる音の選択ができない状態．例えば，子どもの泣き声，サイレン音，雨音，花火の音，電気掃除機の音，音楽（ピアノ，太鼓，大きな歌声），隣の部屋や教室の声，ひそひそ話などが鋭敏に耳に飛び込んでくる状態をいう．

▶考えられる病態：小児・大人の発達障害の随伴症状として観察されることから，中枢感作による知覚過敏（扁桃体におけるキンドリング現象）がその本態と疑わ

れる.
▶学習上の課題:いわゆる普通教室で授業を受けることは難しい. 教室残響の管理, ダイナミックサウンドフィールド (DSF) システムあるいは FM システムは一つの手段であるが効果を規定できる症例は限定的と思われる. 骨導マスキングが効果的とする見解もある. 硬く噛むくせのある児にはマウスピースの着用が有効となる場合もある. リトミックやダンスは,音への順応性を促すよい訓練である.

5) 聴覚情報処理障害 (auditory processing disorder:APD)[9]

▶ APD については, 現在, 発達障害の一症状であるのか独立した疾患概念であるのかについて議論がある.
▶病態:学童期の児の 2 〜 5％が APD であるとされる. APD 児は聴力正常にもかかわらず「聞き返しが多い」,「騒音下での聞き取りが悪い」,「音声指示に従うのが苦手」,「聴覚単独での学習が苦手」,「ことばが音としてしか聞こえない」,「人の話が右から左に抜けてしまう」など学習・生活上の問題を有している. APD のために二次的に学習障害が生じているのが一般的で, 学習障害の一型との認識は適切でない. ASD では APD に類似する所見があるため, ASD を除外診断することが必要である.
▶疾患分類:狭義の APD では, ①聴覚的符合化障害:聴取した音韻情報をいわゆる辞書検索的に脳内テンプレート (脳内処理資源) とマッチングさせることが困難な状態, ②韻律的情報の知覚が困難:アクセントやイントネーションなどの知覚が困難なプロソディ障害 (左後言語野 (角回, 縁上回) の障害), ③両耳聴での統合障害:両耳それぞれからの情報から一つのことばを想起することが困難な障害, ④意味的理解の障害としての連合障害, ⑤出力系における障害, など 5 つのサブタイプが想定されている.
▶対処法:確立したものはない. エデュリンク, ダイナミックサウンドフィールド (DSF) システム, 音楽療法[17] などが有効と思われる.

支援システムについて

1 補聴器

補聴器は, 形態 (スタイル) による分類, 信号処理の違いによる分類, 機能的構造的違いによる分類などがある. スタイルは, ポケット型, 耳かけ型, 耳あな型の 3 つに大別されるが, スタイルの違いはもっぱらファッション (見た目) の問題であり,

個人の嗜好によって選択されるものである．耳かけ型が80%以上，耳あな型が10%以上を占めている．以下，信号処理の違いによる分類についてまとめる．

❷ 補聴器の信号処理方式

1）アナログ補聴器

アナログ補聴器は，補聴器に入ってきた音声信号をそのまま増幅してスピーカから出力する．そのため，本来聞き取る必要があることばと一緒に，周囲の様々な音も同じように増幅してしまう．後述するデジタル補聴器の普及と低価格化によって，現在マーケットでアナログ補聴器を新規に入手することは難しい．まれに補聴器ユーザーが，アナログ補聴器から買い換えることなく使用していることがある．

2）デジタル補聴器

デジタル補聴器とは，マイクロホンでピックアップしたアナログ信号としての音声をマイクロプロセッサでデジタル信号に変換し，装用者のオージオグラムに最適な周波数特性（イコライジング）をもつ増幅音声に調整したうえでレシーバから搬出する超小型の音響装置である．雑音抑制や指向性あるいは音声強調といったことばの聞き取りをより洗練化したものにする信号処理を行うこともできる．

2-1．デジタル補聴器のメリット

音をきめ細かく分析し，音声と騒音を判別．騒音を抑え，会話を聞き取りやすく強調するので，騒音のなかでも，会話が聞き取りやすくなる．ハウリングを抑えることもでき，アナログ補聴器よりも，一人ひとりの「聞こえ」により適した音に調整できる．

3）新しいタイプのデジタル補聴器

実際の音の再現というよりも脳科学に基づく脳が認知しやすい形での音の提示技術として，spectral feature identification（SFI），タイムドメイン方式，周波数移転方式の3つの信号処理アルゴリズムをあげることができる．

3-1．タイムドメイン方式

旧来の周波数ドメイン方式のようにおびただしい数の周波数帯（チャンネル）への分割が行われていない．このためチャンネルフリーという呼称で旧来の周波数ドメイン方式の補聴器と区別されている．軽度難聴，補聴器を初めて使う人などでとくに適応がある．タイムドメイン方式以外の補聴器を長年装用してきたユーザーは音質に馴れるまでに時間を要する可能性が高い．アナログ方式からデジタル方式へと補聴器が切り替わったときに，アナログ補聴器ユーザーから生じた不満（音量感が不自然など）

に対する回答となる技術であるが，すでにほとんどのユーザーがデジタル式を使用しており，逆にタイムドメイン方式のメリットを装用経験者が感じにくくなってしまっている．

3-2．周波数移転方式

子音情報をフォルマント移動させることで失われた音を可聴域に復元させる方式．この方式の補聴器で恩恵を受けるのは，高音域がスケールアウトになっていて，子音や第3フォルマント成分の情報補償をすることが困難なケースである．

処理資源としての音の記憶がない先天性難聴例などでは，補聴することができない高音域の音声はこれまで聞こえなかった．しかし，周波数移転方式によって聞こえなかったチャイムの音を聞くことができるようになった．休み時間が終わるときのチャイム音が聞こえないと周囲の健聴児の行動からそのことを察することになる．そのため高音域がスケールアウトになっている児は，補聴器で授業について行くことができても，休み時間が終わって教室に戻るにはいつも一番最後になっていた．このことが難聴児自身のコンプレックスやいじめのきっかけになっていたが，本方式の登場によりそうした問題は劇的に改善された．

3-3．SFI（spectral feature identification）

実環境下でのヒトの子音認知においてその周波数情報は重要でなく，VOT[*]が同じならノイズバースト音としても明瞭度が損なわれないという音声認知生理学の知見を背景に，高周波帯域の子音をノイズバースト音として出力するというのがSFIの考え方である．

4）オープンフィッティング

デジタル化によって，フィードバックキャンセル技術が向上，耳栓で外耳道を密閉しなくてもハウリングの発生はほとんどしなくなった．そうした技術を利得の小さい軽度難聴用の補聴器にも適応したのがオープンフィッティングである．耳栓に大きな穴を設け，外耳道（耳穴）の開放度を上げることで，装用時の不快感（耳閉塞感，オクルージョン）の軽減，装用感の快適性アップを実現している．

5）外マイク式

耳介・耳甲介の音響特性の研究から，耳甲介舟部で最も風切り音が低減されること

---

[*] VOT（ヴォイスオンセットタイム）：子音・母音の発生する時間遷移パターン．「ば」「だ」「が」の識別は，周波数情報よりもVOTの正確さがより重要であるといわれる．

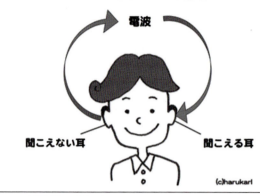
図1　クロス補聴器の仕組み

が明らかになった．そうした耳介の音響特性を活用できるように補聴器のマイクロホン部分を独立させて耳甲介舟部に置くようにデザインされたものが外マイク式補聴器である．風切り音の低減や指向特性に優れている．通常指向特性の向上にはツインマイクロホンとする必要があるが，外マイク式はシングルマイクで耳介本来による自然な指向特性を実現している．

6）クロス補聴器システム

一側性難聴者向けの補聴器．片方の耳がほとんど聞こえないことによって，音に対する方向感や，騒音のなかから聞きたい音を聞き分ける能力が損なわれ，社会生活や家庭のなかで様々な困難を感じることも少なくない．一つのソリューションとして，非良聴耳側からの音を何らかの形で良聴耳に装着した受信機に送信する方法がある（図1）．クロス補聴器の場合，ヘッドシャドーによる音の認知の低下は改善できても基本的にモノラル（片耳受聴）であるので方向感の改善は困難であると思われる．

3 補聴器以外の支援システム

1）補聴器，人工内耳と一緒に使用する補聴システム

補聴器，人工内耳が苦手とする，「距離」，「騒音」，「反響音」を克服するために，話し手にマイクロホンを持ってもらい，マイクロホンで拾った話し手の声を補聴器，人工内耳に伝えるシステム．

1-1．ループシステム

マイクロホンで拾った音は，ループアンプを経由し，床下に設置されたループより磁気として発せられる．補聴器，人工内耳に内蔵されたTコイルでその磁気を拾い

補聴する.

1-2. 赤外線システム

マイクロホンで拾った音は，アンプを経由し，赤外線ジェネレータより赤外線として発せられる．赤外線は携帯型の受光器で受け，補聴器，人工内耳にケーブルもしくは，内蔵されたTコイルで補聴する．

1-3. FMシステム

マイクロホンで拾った音は，FM電波で送信，補聴器，人工内耳に装着した受信機で受信，補聴する．FM送信機，FM受信機，オーディオシューは，障害者総合支援法の補装具として各自治体により補助される．

1-4. デジタル補聴システム（図2，3）

FMシステムの普及により顕在化したチャンネル不足，干渉を克服するために開発されたデジタル方式の集団補聴システム．周波数ホッピング方式の採用によりチャンネル干渉がなくなったほか，騒音下での聞こえを従来のFMよりも大幅に改善できる．

2) スピーカによる補聴システム

2-1. 点音源スピーカ（図4）

PAシステムに代表される音を拡張するシステム．点音源スピーカと呼ばれる通常のスピーカは，1つの点（音源）から水平方向と垂直方向に音が進み，球面状に広がる．その結果，音量を上げると天井や壁にも反射するため音の明瞭性に影響を与えるうえ，ハウリングも起こしやすくなるという課題がある．

2-2. 線音源スピーカ（図5）

音が垂直方向には広がらず水平方向にだけ広がる特性をもっている．反響音を抑えることができるほか，エネルギー損失が少ないため同じ音量でも点音源スピーカの倍の距離まで音が届く．

2-3. ダイナミックサウンドフィールド（DSF）システム

騒音レベルにより自動的に音量調整されるマイクロホンと線音源スピーカからなるシステムで，室内の残響や共鳴といった不快成分のない，より明瞭な聞こえを届けるシステム．FMシステムとの併用も可能．

2-4. 面音源スピーカ

面全体が同一方向に振動する「面音源」で発生する音は「平面波」となる．距離による音の広がりが少なく，距離による音圧の減衰も少ないという特徴がある．

3) 教室の音響

通常学級の騒音レベルは平均約70dB，通級指導教室では65dBほどであり，難聴

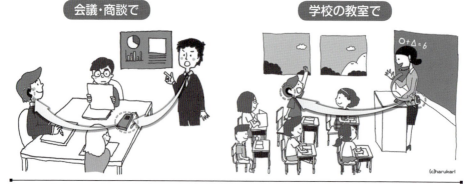

図2 デジタル補聴システムの活用例（FM）

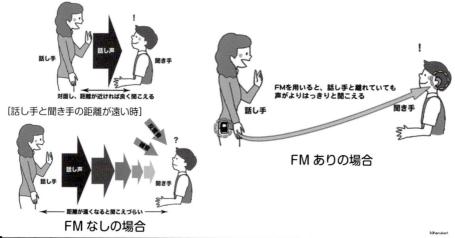

図3 FM補聴器のメリット

児が静かな通級指導教室から通常学級にインテグレートする際には，教室の環境音が彼らに与える影響が大きいとされている．最近，本邦においても日本建築学会によって同様の基準が取りまとめられ，室内騒音や室間の遮音性能，床衝撃音遮断性能や残響時間の推奨値が示されている．

4）人工内耳

人工内耳は音を電気信号に変え，蝸牛の中に入れた刺激装置（電極）で直接聴神経

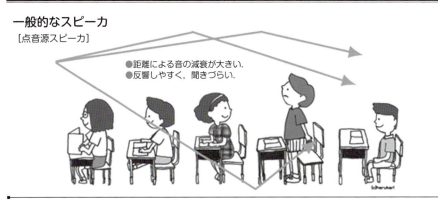

図4　点音源スピーカと残響

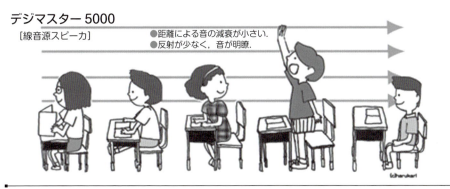

図5　線音源スピーカの利点

を刺激する装置で，手術で耳の奥などに埋め込む部分と，音をマイクで拾って耳内に埋め込んだ部分へ送る体外部とからなる．

高齢者の聞こえと聴こえ

1）加齢性難聴の病態

　暦年齢とともに聴力は徐々に悪化する．この現象は，老人性難聴ということばで表現されてきた．しかし，高齢者であっても聴力が正常である事例はまれではなく，単に暦年齢と結びつけた呼称は適切とはいいがたい．暦年齢ではなく血管年齢などの身体生理学的な個体差の顕著な経年劣化としての難聴という意味で，本書では「加齢性難聴」と呼称する．

▶原因：加齢性難聴は次のように分類することができる．
　①耳介の皮膚軟骨の硬化や耳介の下垂に伴う外耳道の管腔形態変化で生じる共鳴特性の変化，あるいは鼓膜の石灰化・耳小骨の可動性の劣化や固着といった中耳インピーダンス特性の変化で生じる伝音難聴がある．耳介軟骨伝導の伝導経路についてはまだわかっていない点が少なくないが，その伝導はもっぱら 1,500Hz 以下の周波数成分である．伝導にはその音圧は十分に大きいことが必要である．伝導の経路は，耳介→軟骨部外耳道→骨部外耳道→内耳という骨導に準じた音情報の上行が考えられる．加齢に伴い重力の影響から，耳介は下降下垂してくる．それに伴い外耳道の下垂・外耳道径の変形が生じてくる．耳介・外耳道のこうした形態学的変化は高音域の利得を減衰させる．
　②音響外傷性あるいはメタボリックな障害に伴う内耳有毛細胞の劣化によって内耳性難聴が生じる（迷路性難聴）．内耳性難聴は，音響や薬剤などに対する有毛細胞の遺伝的脆弱性も関係している．米韓の研究グループの報告[10]によれば，有毛細胞のターンオーバーは他のミトコンドリアの支配下にある細胞と同じ 48 時間であり，内耳機能の回復においては損傷後 48 時間閾値レベルの音曝露の環境に置くことが再生のために必要な条件であるとしている．音が不足してしまうと損傷した有毛細胞のアポトーシスが進み，曝露音が大きすぎるときは自己修復できない．側副路をもたない内耳動脈が栄養動脈となる蝸牛は内耳動脈の血管のコンディションに大きく左右される．内耳動脈の脂肪塞栓・プラーク塞栓・血管攣縮などは容易に内耳の虚血を引き起こすし，静脈系での還流不全は内耳での浮腫を引き起こす要因となり得る．今後，高テスラの MRI が開発されかつその画像解像度が高まることで，現在は可視化できないそうした病変の確認が可能になるだろう．

2）二次的な問題（伝音機能）

　耳介・外耳道の音響特性の変化，加齢に伴う耳介軟骨の硬化とそれに伴う軟骨伝導特性の変化，さらには鼓膜・耳小骨の石灰化や固着による中耳インピーダンスの変化により内耳に到達する音響エネルギー特性は変化する．その結果，物理的な音響エネルギーは効率的に増幅されなくなる．しかしそうした物理特性の変化は，難聴の診断においてはほとんど考慮されていない．
　有毛細胞はその部位ごとに周波数応答性をもっており，リンパ液の進行波が生み出す物理的なエネルギーで刺激されて初めて神経インパルスを発生する．有毛細胞による形態の変化が生み出す物理的エネルギーの変化は本来伝音難聴として勘案すべきであるが，それらの特性を評価することができていないために感音難聴と同義に評価さ

れてしまうのだろう．実際にそうした問題は，例えば耳介の下垂だけでも高周波帯域では10dB以上のロスになっている．鼓膜の石灰化や耳小骨のテコ比の悪化が低域に及ぼす影響がどのレベルになるかは不明であるが，自験例でも鼓室硬化症の術後に骨導閾値が5～10dB程度改善する事例はある．有毛細胞を有効に励起させることができなければ，刺激のこない有毛細胞は感覚入力の不足によってそのシナプスを休止・休眠へと誘導される．閾値レベル以下の入力となった有毛細胞は48時間のターンオーバーのなかでその一部がアポトーシスするだろう．

3）二次的な問題（認知，抑うつ）

脳損傷後のニューロンは，損傷直後からシナプスの発芽を通じて，新しいネットワークの構築を開始することが知られている．そのため，脳損傷後のリハビリテーションは受傷直後あるいは発症直後から積極的に行われる．シナプスの発芽に伴い生じる新しいネットワークが，しびれ，痛み，幻影感覚（幻肢痛）など不適切な症状や徴候を生み出してしまうためである．リハビリテーションを通じて本来あるべき姿の神経系の伝達を保持することは，機能維持と不都合な新しい機能の発現を抑制させるために必然なのである．シナプスの結合は常に煩雑に利用される系においてその結合を強固にする．その一方で利用頻度が少ないシナプスは，解剖学的に接続しているように見えても，休止あるいは休眠してしまうためである．

難聴と認知症の関係は古くから疑われてきた．具体的なエビデンスが報告[11,13]されるようになったのは近年のことである（統計学によるエビデンス評価が可能となったため）．高齢男性は難聴の放置で認知症のリスクはオッズ比で2倍，女性の場合は難聴よりも視機能低下でより顕著に認知症のリスクが高まる．また高齢難聴男性で耳鳴を伴う難聴例で難聴への適切な対処を行わなかった場合，うつ病や自殺につながる可能性が高まるとの警鐘も鳴らされている[11]．

脳損傷後のニューロンのふるまいが明らかになり，難聴に伴う感覚入力の不足が同様に不適切な神経可塑性の発現を引き起こし，耳鳴や音過敏症あるいはAPDを引き起こすのではないかと考えられるようになっている．

4）耳鳴と難聴

耳鳴は，きわめて自覚的な愁訴でほとんどの場合において第三者がその音を聴取しがたい．きわめて自覚的であることとその愁訴が他人に理解されがたいことから，患者の多くは心気症的な訴えを伴うことが多い．きわめて自覚的な症状である耳鳴は，気のもちようを変えるだけでもその大きさ，やかましさやつらさが改善することがある．カウンセリングは耳鳴の改善において必須のアプローチといえる．

耳鳴という名称の通り，患者自身はそのつらさを耳の異常として知覚しがちである．

聴覚系は前述したように入力に対する応答系としての古典的聴覚路と通常の電気生理学的手法ではその活動が明らかにならない非古典的聴覚路の2系統がある（第2章図2参照）．

古典的聴覚路は，蝸牛→蝸牛神経核→下丘→内側膝状体→一次聴覚皮質と投射される周波数と音圧情報の処理に特化した系である．一方，非古典的聴覚路は，蝸牛・三叉神経核・後束核の3つの系がパラレルに存在していて，それらが毛帯を経由して内側膝状体でいったん収束したあと，一部は扁桃体へ投射し，残りは，縁上回や角回へと投射する後聴覚皮質（連合皮質）に投射する経路をたどる．非古典的聴覚路は，音に対する恐怖，好き嫌いを扁桃体で，プロソディ，メタファー，アクセント，イントネーションなどのリズム情報を後聴覚皮質で処理している．

難聴に伴い古典的聴覚路が活用されなくなるとマスクされていた非古典的聴覚路のネットワークが賦活化しその結果，オノマトペ的に表現される耳鳴を訴えるようになる．縁上回と扁桃体の過活動によって，テクストとは異なるテクスチャを主体とする「ジージー」とか「ピーー」といった耳鳴という愁訴が生じる．

"噛みしめ"のコンディションを調節するマウスピースの使用や電気的な迷走神経刺激が耳鳴のつらさの改善に奏功しているのは，それらの刺激に三叉神経核や後束核の過活動をマスキングする効果があるためであろう．

いわゆる難聴とは蝸牛の周波数情報を処理する有毛細胞の障害に伴い生じる周波数ごとの検知レベルの低下のことで，プロソディ，メタファー，アクセント，イントネーションなどのリズム情報の検出能力をみているわけではない．これらの成分がうまく計測できないのは，それに必要な音刺激条件の設定がまだ開発されていないからである．

5）うつと難聴

高齢男性で耳鳴（難聴を伴う）を放置すると抑うつ傾向となるリスクが高くなるという疫学データがある[11]．

聴覚コミュニケーションは，離職や退職といった社会的環境の変化や聴覚の衰えによって容易に不足した状態になる．会話や音楽といった耳と脳への栄養ともいえる感覚入力の欠如は，扁桃体への神経インパルスを減らす．シナプス可塑性によって機能的にはマスキングされている咀嚼や顔面知覚と関係がある三叉神経核や歩行や運動など関節荷重と関係がある後束核と聴覚皮質との結合が再活性化され，扁桃体への入力が過剰となり，中枢感作の生じやすい状態が生じる．

うつ病や不安障害の患者の鼓膜は，ツチ骨柄動脈の充血があるとの報告がある[12]．

うつ病や不安障害の患者は，高率に音過敏症や音恐怖の症状を合併する．片頭痛や歯の知覚過敏などの症状を伴うものも少なくない．ツチ骨柄動脈は，外頸動脈の深耳介動脈から分枝した動脈で三叉神経第2～3枝の神経支配領域に血流を供給している．耳鏡によって目視できる最も細い動脈である．三叉神経の過敏症状としての片頭痛や歯性耳鳴（顎関節症に伴う耳鳴）などではツチ骨柄動脈の充血（発赤）（**コラム図1**）の有無について確認が必要であろう．チンパノメトリで As 型の傾向あるいはアブミ骨筋反射の記録波形にノイズが生じる場合には，鼓膜張筋の攣縮や過緊張など三叉神経由来の反応も疑う必要があろう．

以下は清水謙祐医師からの特別寄稿である．

◆コラム◆
鼓膜所見とうつ

筆者（清水）は耳鼻咽喉科専門医であるが，精神保健指定医としても耳鼻科と精神科の両科にまたがる患者の診察をしている．今回，鼓膜所見と精神疾患について，筆者独自の意見も含めて耳鼻科と精神科の両方の立場から解説する．

1）五島らの発見

耳鼻咽喉科には耳鳴，めまい，咽喉頭異常感症などの身体症状を訴える患者が多く受診する．そのなかで，心理社会的要因が強く病態に関与していると考えられる心身症患者は約20パーセント程度含まれている[1]．また，うつ病も約2％程度含まれていることが報告されている[1]．

しかし，五島らは，拡大耳鏡にて鼓膜を注意深く観察すると，一部の症例に片側または両側の鼓膜ツチ骨柄動脈の怒張（発赤）を認めることを，2008年日本精神神経科学会にて報告した．

そこで耳鼻科と精神科の同時診療をしている筆者（清水）に依頼があり，うつ病，不安障害と診断された患者におけるツチ骨柄動脈の発赤について，デジタル耳鏡を用いて観察し検討を行ってみた．

2）鼓膜所見と精神疾患の結果

結果を図1に示す．うつ病患者34耳のうち20耳（58.8％）にツチ骨柄動脈発赤を認めた．不安障害患者24耳では，19耳（79.2％）にツチ骨柄動脈発赤を認めた．正常コントロール44耳では10耳（22.7％）にツチ骨柄動脈発赤を認めた．うつ病・不安障害患者は正常コントロールと比べて，ツチ骨柄動脈発赤の割合は高い傾向を示した．うつ病患者と正常コントロール*，および不安障害患者と正常コントロール**において，統計学的に有意差（*$p < 0.01$, **$p < 0.00001$）を認めた[2]．検定は χ^2 乗検定を施行した．

3）言語聴覚領域を目指す方へのメッセージ

耳鼻咽喉科において，これまでうつ病や不安障害のような精神疾患患者に特異的な他覚的所見はないとされてきた．中耳疾患と精神疾患の関連について，精神科領域では，統合失調症患者において中耳疾患の罹患率が，正常コントロールと比べて高率にみられることが報告されている

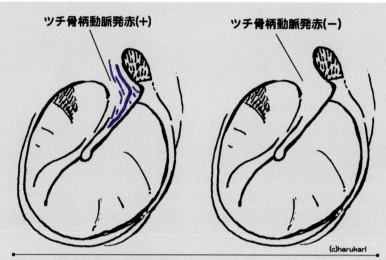

図1 ツチ骨柄動脈発赤の評価
デジタル耳鏡写真によって上図のように評価した.

が[3,4]、うつ病や不安障害についての報告はない。本研究の結果、うつ病や不安障害などのストレス疾患と、ツチ骨柄動脈の発赤所見とが関連する可能性が示唆された。ツチ骨柄動脈の発赤所見と精神疾患との関連についての文献は、筆者が検索した限りにおいてまだ世界になく、精神疾患を耳鼻咽喉科学的に捉えるものとして、まだまだ不明な点は数多く残されているものの、非常に興味深い.

今回の検討はプレリミナリー(予備研究的)なものであるが、ツチ骨柄動脈発赤に関しては、拡大耳鏡や顕微鏡などでの観察が必要であり、あらためて日常診察における鼓膜所見観察の重要性を認識した。耳鼻科の忙しい日常診療においては、肉眼で鼓膜を観察することも多いが、ツチ骨柄動脈発赤や、真珠腫、中耳炎、耳垢など、種々の耳鼻科疾患の可能性を考えながら、耳鼻科医師には是非診察を行って頂きたいと思っている。言語聴覚の領域の方々も是非このことを心に留めて、何か所見があれば記録しておくと役に立つと思われる.

耳鼻科と精神科は同じ頭部を領域にするが、診療アプローチの方法は異なる。しかしながら、めまい、耳鳴、不安などを訴える患者は両方の科にまたがって存在し、共通点も多いと思われる。耳鼻科と精神科の連携が世界中でスムーズに行われ、耳鼻科医師が初期の精神疾患を発見し、精神科医師がめまい・耳鳴疾患などを発見し、患者の治療のために連携して、それぞれの立場で議論しあうことにより、耳鼻科医・精神科医の理解が深まり、何より患者さんのQOLが向上することが筆者の願いである。精神科ではチーム医療が推奨されているが、耳鼻科でもチーム医療が大事である。筆者自身が良いチームの一員であるかどうか自問自答が必要であるが、良い世の中になれば幸いである。そのため微力ながら中川先生のご著書にエールを送る！　　　　(清水謙祐)

■ **文献** ■

1) 五島史行, 中井貴美子, 小川　郁：総合病院耳鼻咽喉科における心身症の割合と心療耳鼻咽喉科医の必要性. 心身医学, **50**：229-236, 2010.
2) 清水謙祐, 五島史行：うつ病, 不安障害患者の鼓膜所見について. 耳鼻と臨床, **58(1)**：12-16, 2012
3) Mason P, et al.：Middle-ear disease and schizophrenia：case-control study. Br J Psychiatry, **193**：192-196, 2008.
4) Mason PR, Winton FE：Ear disease and schizophrenia：a case-control study. Acta Psychiatr Scand, **91**：217-221, 1995.

家族の対応

1) 家族の難聴に気がついたとき, どう対処すればいいか

難聴のサインは生活のなかの行動からみてとることができる.
①テレビの音声が大きくなる（図6）
②耳鳴を訴える
③聞き返しが多くなる
④新しいことばを憶えるのが遅い（憶えられない）
⑤家族との団欒の場を避ける
⑥外出することが少なくなる
⑦お祭りや買い物など人の多いところに出かけた後の疲れが以前よりもひどくなる
⑧寝付きの悪さを訴える（耳鳴の場合がある）
⑨それまで続けていた仕事を辞める, あるいは減らしたいなどと言い始める
⑩自宅のアナログの電話では会話ができるが, 携帯電話の音声では聞き取れないことがある.

　一般に難聴になると, ①騒音下に聞き取れない音があると既知のことばに適当に置き換えて理解してしまう（音韻修復）, ②たくさんの音声が同時に発生した状態のときには聞くことを諦めてしまう（ノイズを無視できない（スチルチング）), ③音の大きさが弱い部分を音節と認識してしまい本来1つの長さの単語を2つ以上の単語から構成される音声として認識してしまう（新奇学習の困難）などが生じてしまう.
　前述の①から⑩まで列挙した現象はそうした聴き取りのエラーによって生じる（ただしデジタル音声の聴取に馴染んでいる補聴器装用者などはデジタル携帯電話の音声

をより聴き取りやすいと訴えることがある）．

2）家庭ができること
①残響を減らす（カーテン，カーペット，ラグマット，テーブルクロス，吸音ボードの敷設など）．残響は方向感や明瞭度を悪くする原因で，インテリアの工夫で解決できることも少なくない．
②一歩前に踏み出して話し始める．相手との距離が半分になれば 6 ～ 8dB 程度大きくなったのと同じ効果を得られる．
③顔を見て話しかける．難聴が進むと聴覚情報だけでなく視覚情報も積極的に活用するようになる．とくに口の動きの視覚的な情報は聴き取り能を補完するのにきわめて重要である．
④テレビに聴取支援用の外付けスピーカを備える．一般的に 50 型以下の液晶テレビの音響は小さなスピーカしか備わっておらず音響的に音声の明瞭度が低い．口径の大きな外付けスピーカや手元スピーカなどの併用は効果的な対処法の一つといえる．

3）耳鼻咽喉科に相談するタイミング
補聴器は，眼科における眼鏡処方のような医療法上の取り決めがないため，補聴器販売店や補聴器を取り扱う眼鏡店などで購入することも可能である．しかし，店舗により聴力検査体制に差があるため，適切なフィッティングができていない店舗は少なくない．まず耳鼻咽喉科（厚労省の認定する補聴器適合判定医，日耳鼻学会の認定する補聴器相談医）で聴力の評価を行ったうえで，公益財団法人テクノエイド協会が認定する認定補聴器技能者の常駐する補聴器販売店協会認定の補聴器販売専門店での購入を勧めるのが順当であると思われる．

4）認知症と難聴
認知症と難聴は密接な関係にある．末梢受容器からの感覚入力の不足によって中枢は不活化されたりその逆に過敏性を高めてしまう．改訂長谷川式簡易知能評価スケール（HDS-R）や MMSE などの認知機能の評価がその検査のよりどころとして音声による問いかけに重きを置いているため，難聴者はこうした質問紙やアンケートに対して正しく回答することができない．トルコの研究者の報告[13]によれば，補聴器装用の前後で MMSE のスコアは 4 ポイント以上も改善されるという．臨床の現場では，難聴であることによって認知機能が実際以上に悪く評価されてしまっている可能性は否定できない．また難聴に伴う聴覚の廃用についても注意しなければならない．難聴

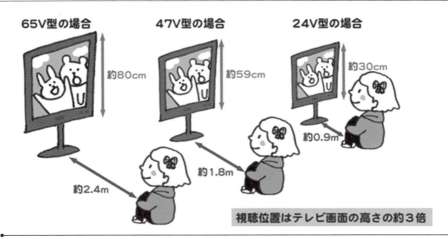

図6 テレビの最適な視聴距離

を放置することで,純音の聴取レベルの変化以上に語音を弁別する力が衰えることも報告されているためである.これは補聴器の片耳装用で非装用側のみに語音聴取能が低下する現象としても報告されている.

認知機能の評価にあたっては適切な音量の音声で質問することが望ましい.難聴と認知症の評価には簡易聴覚チェッカー(埼玉ライフシステム製)などを用いるのがよいだろう.

神経神話と可塑性

脳科学は,現在進行形で脳の仕組みを解明しつつある.これまでの学説がよりいっそう説得力のあるものになる一方,通説が覆され始めている.

これまで信じられてきた通説は「神経神話(Neuro Myth)」と呼ばれるが,覆された俗説を信じる人は少なくない[14].

神経神話の代表的なものを以下にあげる.

・「就学前の年齢の頃までには脳の発達が終了し,それ以降の脳は固定回線のような不変なネットワーク構築となっている.」

現在の神経科学研究は,神経可塑性説を支持している.ヒトの脳は,成長,生活,環境に応じて常に適応し変化する可塑性をもっているとする説を強く支持している.神経可塑性は生涯続くとも考えられている. 神経可塑性の能力はすべてのヒトに備わっている.

・「右脳人間と左脳人間の2種類がある.」
　ノーベル賞受賞者ロジャー・スペリーは，分離脳の研究から右大脳と左大脳の役割を明らかにした．しかしそれは「右脳人間は情意型，左脳人間は論理型」とするような見解ではない．我々の思考や行動は常に左右の脳を使い認知・判断・行動を行っている．脳全体の相互作用と協調によって我々の行動が生み出されている．右脳人間とか左脳人間としてみえるヒトのふるまいは，血液型性格判断に似たエセ科学にすぎない．左脳が言語優位半球である割合は角田ら[15]によれば80％程度である.

・「我々は，脳の10％しか使用していない.」
　fMRIや脳波などの脳機能画像の研究成果は，健康なヒトの脳内活動に任意の不活性領域が存在することを確認していない．思考や判断や行動に関わる脳の活動は，常にダイナミックにすべての脳領域を活用している．10％の集中を得るために90％がノイズを無視するために働いているという言い方が正しいのかもしれない.

・「男性脳と女性脳は根本的に異なる.」
　行動科学的には，男性と女性に何らかの差異を見出せるかもしれない．しかし，大脳機能そのものにおいては男女に漠然とした差異しかない．これまでの大脳皮質にフォーカスを置いた脳研究では性差に関する有意な差は明らかにできていない．こうした神経神話が生まれた背景として自閉症スペクトラム障害の男女の脳の研究に関する記述が背景にあるのではないかと思われる.

・「三つ子の魂百まで」
　この年齢の時期が学習において他の年齢よりも重要であるとする見解を今も多くの人が信じている．しかし，この見解の裏付けとなるのは，ラットなどの動物実験で観察されたニューロンとニューロンの間におけるシナプス接続のふるまいに関する研究にすぎない．少なくともヒトの脳における臨界期がこうした年齢の時期に集中するという事実は確認されていない．人工内耳を3歳未満に装用した場合に言語獲得が優れるのは，3歳以降の人工内耳装用児に最適化した療育プログラムが完成していないからだろう．例えば日本語対応手話のように聴覚言語と同じ文法様式の言語を装用前に獲得している児の場合，聴覚口話法で療育した児に遜色ない言語獲得を得ることができるとする意見が現場にはある．文化的側面としての家族のつながり，行動様式のテンプレート学習，言語様式の体験的獲得といった刷り込みやプライミングされる時期として重要なのであろう．学習は可塑性を発現させる最も重要な外力である.

　いずれの神経神話も基本的には，神経可塑性説によって否定されている．ニューロンとニューロンの間のシナプス接続は，シグナルがなくなれば休止・休眠し，シグナルが多ければ活性化する．シグナルの多い活性化された経路は，より強固でより情報処理速度の速いネットワークとなる．シナプス接続のそうした入力に応じた変化こそ

が神経可塑性発現の本質である．また，機能的にはその働きが明らかでないネットワークであっても，他の部位においての機能が阻害されたとき，シナプスの発芽をトリガーとしてアンマスキング（休止していた系の賦活化）される[14]．

1 運動リハビリテーションと可塑性

　かつて宇宙飛行士が無重力空間に長期間滞在することは困難であった．何故なら宇宙から戻ってきたときの著しい筋力低下という課題があったからである．たった2日間，重力の影響から解放されるだけで，ヒトの筋力は3～7％の低下をきたす．長期臥床の患者は，3か月以上の臥床で筋力を著しく失い，歩行さえ困難となる．宇宙医学の知見と臨床経験から，骨折患者におけるパワー・リハビリテーションが導入されたのは自然の成り行きと思われる．ペダリングやスクワットといった下肢の踏み込み運動による関節荷重は，重力による荷重同様に作用して筋力低下や萎縮を予防する．テレビ映像で見る宇宙ステーションの中，飛行士はひまさえあれば自転車こぎをしている．筋の栄養は運動負荷である．運動によって筋の廃用が予防されるとするコンセプトは，その後，脳梗塞など脳損傷後の運動リハビリテーションにも拡張された．さらにそのコンセプトは感覚器（リ）ハビリテーションに拡張されている．

　1980年代，聴覚生理学者のSilmanは，難聴により皮質レベルでの聴覚の低下「聴覚の廃用」が生じうることを報告した．さらに難聴者が片耳だけにしか補聴器を装用しない場合，装用側に比して非装用側で語音明瞭度の低下が顕著であることも指摘した．

Note　テレビの最適な視聴距離

　従前のブラウン管テレビ（アナログ放送）では，画面の高さの5倍以上離れることとされていたが，現在の液晶テレビ（デジタル放送）の場合，画面の高さの3倍以上離れて見ることが前提で音響システムが設計されている．購入時のデフォルト設定では，サラウンドなどがオンとなっていることが多くそうした場合，適正距離よりもより離れてしまうと音声よりも効果音が全面に立ってしまいことばやセリフの聞き取りが以前のテレビよりも不良になった印象を受けてしまう．また日本語はとくに250Hz以下の母音の成分も聞き取りに重要なキューとなっているが，音声の明瞭度を高めるにはできるだけ径の大きいスピーカが備わっていることが大切ある．47V型よりも小さなサイズのテレビの場合にはテレビ本体に備わっているスピーカの径がそうしたサイズに達していないものも少なくない．高齢者の暮らしぶりを観察すると，ブラウン管テレビの視聴距離のままになっていてそのために聞き取りにくいということがしばしば生じている．

WieselとHubelによるネコの視覚に関する臨界期の存在の指摘[6]は，出生直後の発達における神経可塑性を明らかにした（1981年にその業績でノーベル生理学賞を受賞）．生直後のネコを遮眼して光刺激が及ばないようにするとその後に眼の覆いを取り除いても視覚は失われたままであるという事実は，そのままヒトは幼少期のある時期までに適切な教育がなされないと言語の獲得ができないとする見解に拡張された．視覚や聴覚に関して，神経回路は固定回線のように強固なもので，出生直後の臨界期を過ぎると可塑性はないという神経神話が指示されたのである（耳鼻咽喉科医の多くはいまだこの神経神話の支持者が多く，言語聴覚士には生涯を通じた神経可塑性説の支持者が増えている．脳科学者の多くは後者の見解を正しいと考えている）．

　人工内耳は，神経生理学解明のための偉大なる医療におけるチャレンジと揶揄される[16]．人工内耳手術の進歩は，「言語の臨界期」を「言語の敏感期」ということばに書き換えた．中途失聴者であれば人工内耳によって聴覚が取り戻せる．ろう児においては人工内耳術は3歳未満の装用がそれ以降よりも格段に効果が高いという事実も明らかにした．しかし，ろうの動物を用いての実験では，人工内耳を乳幼児期に装用させてもそのインパルス信号は大脳皮質の第6層まで到達しないことが明らかになっている．

2 言語獲得

　新生児期，健常児の聴覚のABR閾値は40dB未満であるが，視覚は光覚弁レベル（明暗のみを区別できる状態）である．視覚は，生直後から数か月を経て成人と同じ視力へと発達する．そのため新生児は，明るく点滅する場所に視覚的注意が注がれる．結果，2つの眼と口（歯）に注意が向かうことになる．シミュラクラ現象と呼ばれる，ヒトの視覚が逆三角形の画像を見たときにそれを顔として認識してしまう現象は，生直後の視覚発達と，母児の関係性という環境因子から生み出されている．眼鏡をかけたとたんにそれまでは親密度をもって認識していた顔に対して号泣するのは，識別困難となることが原因であろう．

　生直後の段階で体性感覚と聴覚は感覚統合され相互作用がある．聴器は発生学的には側線器（魚類の感覚毛）由来であることを考えると，触覚との相互作用は発生学的な関係性から生じたものであろう．しかし，生直後の視覚の発達と音声や環境音への曝露によって，触覚よりも多彩で圧倒的なボリュームの感覚入力である聴覚と視覚の感覚同期が優先されそれによる感覚統合が進む．音がする方を見る，動くものを見続けるというパターン認識から，母語の基本となる音韻カテゴリー知覚の形成が進む．基本となる音韻は，初期においてはオノマトペ（まーまー，ぱーぱー，じーじなど）として記憶され，最終的には40～60個程度の音韻を明瞭に区別できるようになる（日

本語の場合，50音）．同時に，音声への反復曝露を通じて，音韻のエンベロープの認識が進み基本的な生活レベルでの単語の学習が進む．母音，長母音，子音＋母音などの単音識別に必要な注意保持のための時間窓（250msec）は，健常である限り共通して保持されていると考えられる（精神疾患，高齢者などでは時間窓の短縮が生じることが指摘されており，ASDやAPDでも同様の情報処理エラーが生じていることが疑われる．顔面神経支配のアブミ骨筋は，不随意伸筋であり，扁桃体機能の影響を受けることから，心因性，セロトニン欠乏，非古典的聴覚路における器質的障害などの関与を疑うことができよう）．

　無音部分を検知することで単語カテゴリーの識別がなされる．新奇な単語学習においては，注意保続能が正確な音素配列の獲得に必須である．

　文法の獲得は，運動器の発達と密接に関係する．言語的学習に先立って，動作性の文脈から多くの文レベルの言語を獲得する．療育の現場でしつけ教育が重視されるのは，動作性スキーム（手順）の獲得の良し悪しが言語獲得に大きな影響を与えることが知られているからである．その意味で，脳内言語としての文法は，大脳皮質レベルでの処理以外に小脳レベルでの処理もあり得る．

　スポーツ選手が訓練によって様々な運動能力を獲得するように，言語は，反復によって，動作レベルから獲得されると考えられる．

3 聴覚の廃用

　聴覚の廃用は，検知情報の歪み，言語記憶の廃用，不適切な可塑性の発現の3つに分類できるだろう．

1）検知情報の歪み

　音の伝達は，外耳・中耳・内耳を経て聴神経から中枢へと向かう．重度難聴であっても人工内耳で聴覚を再獲得できるように，難聴の原因の多くは外耳・中耳・内耳のいずれかで音情報が歪むことで生じる．耳介は暦年齢とともに下垂し，耳介軟骨も硬くなる．それに伴い外耳道の円筒形状も変形する．耳介の下垂や外耳道の変形による共鳴構造の変化は高音の閾値を上昇させる．耳介軟骨の硬化は騒音抑制に不利である．鼓膜や耳小骨の石灰化や化骨も中耳インピーダンスを変化させる．癒着性あるいは菲薄化した鼓膜による耳小骨のアライメント不整はアブミ骨筋や鼓膜張筋の本来もつ機能を発揮させなくなるだろう．三叉神経や顔面神経に支配されている鼓膜張筋やアブミ骨筋はストレスによってその調節能に支障をきたすことも考えられる．鼓膜張筋を栄養するツチ骨柄動脈はうつ病患者において充血所見を呈することからも，これらの関係性についてはもっと研究がなされるべきだろう．

内耳にある外有毛細胞（OHC）はリンパ液の進行波を受けて，自身が伸縮し，基底膜振動を増幅する伝音器官である．それによって内有毛細胞（IHC）が刺激され，神経インパルスは聴神経へと伝播する．有毛細胞の場所が周波数を定義し，有毛細胞の発火頻度が音の大きさを定義する．一方で，進行波による刺激に対して有毛細胞は一定時間を経ると電気生理学的には不応期を迎える（不応期にあるため音声データはデジタル圧縮されてもその音質劣化は小さい）．有毛細胞は強大音などによる物理的な力によって感覚毛を易損しうるし，長時間の音曝露や循環障害をきたす代謝性疾患による代謝不全によって細胞機能が疲弊する．有毛細胞のターンオーバーはラットでは48時間でありヒトも同様と考えられているから，一定時間以上の虚血や代謝障害は有毛細胞のアポトーシスを促しうる．
　外耳・中耳・内耳の機能不全によって上行する音情報は歪む．ボトムアップされた情報の劣化が著しいときトップダウン補正が行えず，正しい認知・理解を得ることができなくなる．トップダウン的な補正にはあらかじめ脳内に処理資源となるべき言語記憶が必要である．全く新奇のことばの場合，外耳・中耳・内耳の障害は正しく音素を獲得できず深刻な学習障害を引き起こす．高齢者の難聴の顕在化が遅れる理由は，トップダウン補正が障害の顕在化をマスキングするためである．

2）言語記憶の廃用

　記憶は変容する．変容の様式は，平準化，強調化，減衰の3つである．使用頻度の少ない類似した音韻エンベロープの語は同じカテゴリーに保存され混同されやすくなる，あるいは差異を見出せないために本来異なる情報を最初から不適切なフォルダに一緒に収めてしまうこともあろう（平準化）．
　他の感覚モダリティと連動して強固に記憶された情報は，その情報のディテールではなく任意の特徴のみを強調し記憶する（強調化）．
　極端に使用頻度が低い言語記憶は，記憶の深層に追いやられ容易に引き出すことができなくなる．言語記憶の多くは，喪失されるのではなく，記憶の深層に追いやられ，自在に引き出すことができなくなる．辞書検索機能の劣化が減衰である．

3）不適切な可塑性の発現

　音声言語はもっぱら古典的聴覚路を介して論理的情報あるいはテクスト情報などの情報処理がなされる．非古典的聴覚路は非言語情報の処理に関わる．ブーバキキ効果に代表されるテクスチャ・プロソディ知覚など音声のもつ情意的成分の情報処理を担う．また一方でこの系は，三叉神経3枝（下顎枝）や体性感覚と関わる後束核経由の神経投射も受けている．古典的聴覚路経由のシグナルの不足によって生じる非古典

的聴覚路の再活性化（リルーティング）によって，耳鳴などの錯感覚が生じる．この系が不適切に活動することで，音過敏症，音恐怖，抑うつ状態，睡眠障害などを引き起こすこともある．

▶ 文献

1) Smith RJH, et al.：Deafness and Hereditary Hearing Loss Overview. GeneReviews® (NCBI Bookshelf). 1993 ～ 2014.
2) Smith RJH, et al.：Localization of two genes for Usher syndrome type I to chromosome 11. Genomics, **14** (4)：995 ～ 1002, 1992.
3) 鮫島　浩：1)新生児仮死(19. 新生児の管理と治療，D. 産科疾患の診断・治療・管理, 研修コーナー)．日本産科婦人科學會雜誌，**60** (7)：N-145 ～ N-149, 2008.
4) 宇佐美真一：きこえと遺伝子　難聴の遺伝子診断と遺伝カウンセリング．金原出版，2006.
5) 現代思想編集部編：ろう文化．青土社，2000.
6) Hubel DH, Wiesel TN：Effects of Monocular Deprivation in Kittens. Naunyn Schmiedebergs Arch Exp Pathol Pharmakol, **248**：492 ～ 497, 1964.
7) Hashimoto K, et al.：Translocation of a "winner" climbing fiber to the Purkinje cell dendrite and subsequent elimination of "losers" from the soma in developing cerebellum. Neuron, **63** (1)：106 ～ 118, 2009.
8) 森満　保：イラスト耳鼻咽頭科　第4版．文光堂，2012.
9) 小渕千絵・他：聴覚情報処理障害（APD）の症状を抱える小児例における聴覚情報処理特性と活動・参加における問題点．コミュニケーション障害学，**29**：122 ～ 129, 2012.
10) Kujawa SG, Liberman MC：Long-term sound conditioning enhances cochlear sensitivity. J Neurophysiol, **82** (2)：863 ～ 873, 1999.
11) Mizutari K, Michikawa T：Age-related hearing loss and the factors determining continued usage of hearing aids among elderly community-dwelling residents. PLoS One, **8** (9)：e73622, 2013.
12) 清水謙祐，五島史行：うつ病，不安障害患者の鼓膜所見について．耳鼻と臨床，**58** (1)：12 ～ 16, 2012.
13) Acar B, et al.：Effects of hearing aids on cognitive functions and depressive signs in elderly people. Arch Gerontol Geriatr, **52** (3)：250 ～ 252, 2010.
14) Christian Jarrett：Great Myths of the Brain. Wiley-Blackwell, 2014.
15) 角田忠信：日本人の脳―脳の働きと東西の文化．臨床精神医学，**6**：258 ～ 290, 1977.
16) Aage R. Moller 著，中川雅文，尾崎　勇監訳：脳の可塑性―可塑性のメカニズムと神経系の障害―．医歯薬出版，2009.
17) D. Ross-Swain：The effect of auditory stimulation on Auditory processing disorder：A summary of the findings. The International Journal of Listening, **21** (2)：140 ～ 155, 2007.

第5章 聴こえを保持するための戦略

高齢者が取り組むべきこと・我々が行うべき工夫

1　いつまでもよい聴こえを保持するための戦略

1）加齢に伴い耳介と軟骨部外耳道は下垂する

　耳介経由で音声信号と同じ周波数の振動を与えると音を知覚することができる．この骨導とも気導とも異なる経路での音の伝導は耳介軟骨伝導と呼ばれる．耳介で捕捉された振動のうち250〜1,500Hzの周波数成分が音として知覚される（骨導は250〜4,000Hz）．

　加齢とともに気導聴力レベルは低下するが，基本的に音声言語を用いた聴覚コミュニケーション能力は必要であるから，難聴があったとしても日本語圏であれば125〜3,500Hz（英語圏では〜6,000Hz）の聴取能が確保されないと社会生活上のハンディを抱えることになる．

　聴力正常の場合，気導音の知覚が骨導音より優先されるため骨導で聞かせてもそのメリットを自覚することは難しい．ただし耳栓などをして気導音の経路を遮断すると骨導音が聴取できる．骨導音の対側への伝達は5dB程度の減衰しか生じないため骨導音のみで音の左右差を識別することは難しい．耳介軟骨伝導の場合には，骨導のときのような外耳道の閉鎖を行わなくても良好に聴取可能である．このことから耳介軟骨伝導は気導と骨導の2つの性質を持ち併せた伝達をしていると考えられる．頬部や耳介など三叉神経知覚の支配を受ける皮膚の部位においては，皮膚における機械的刺激によっても音の存在を知覚することが可能である．大気の振動が蝸牛内の有毛細胞を刺激するまでには少なくとも3つの音の経路があるが，それぞれに加齢による影響を受ける．

　耳介は皮膚と耳介軟骨から成り軟骨部外耳道につながり，その先に頭蓋骨（側頭骨

→骨部外耳道）がある．

　軟骨部外耳道と骨部外耳道は，幼少期には水平の位置関係にあったものが加齢とともに浅側頭筋の筋力の低下や皮膚の弛緩そして重力の影響によって下降する（**図1**）．骨部外耳道孔の位置を基準とした右耳介の場合，わずかに反時計回りの回旋を伴いながら，軟骨部外耳道は1.0cm程度下降する．軟骨部外耳道孔もその形状は円形から楕円（扁平）に変化する．こうした耳介と外耳道の下垂によって本来の外耳道共鳴効果は，3,000Hz付近で6〜12dBのロスとなる．この音響学的なロスは形状に依存したものなので耳介を持ち上げるだけで回復させることができる．加齢により皮膚や耳介軟骨が硬化するのは伝音効率的にはよい変化に思われるが，骨導や耳介軟骨伝導と気導との間の位相差や減衰比が明らかでないため，骨導や耳介軟骨伝導が単独では補聴効果の期待できる伝達路であるが，気導との併用の場合には，それらが気導音を増幅するように作用しているのか，背景雑音のマスキングとして機能しているのか，あるいはそれらのいずれでもない第3の働きが潜んでいるのかはわからない．

　補聴器の使用は，耳栓がこうした外耳道の変形を最小限にとどめる方向に作用しうる．しかし高齢者の場合，耳介の変形に軟骨の硬化も伴うことが多いため耳道の変形を耳栓だけで回復させることは難しい．耳栓やイヤーモールドを頻回にサイズアップしていくことで形状の改善は期待できることもあるが，耳介を後上方に牽引しながら採取した耳型で作製した補聴器を装用者自身が用手装着するのには手技に困難を伴うことが多く，装用者にとっては負担にしかならないことが多い．耳介の下垂や耳孔の変形を認めるときはレディメイドの小径の耳栓から徐々にサイズアップしていくのが

 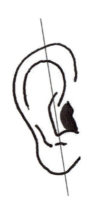 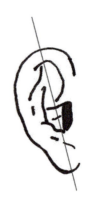

©harukarl

図1　乳児（左）・成人（中）・高齢者（右）の耳介形状
　耳介と外耳道入口部の位置関係をみると加齢に伴い屈曲下垂している．また頭皮も含めた全体の下垂によって耳垂（耳たぶ）の形状が変化している．右耳介の場合，図のようにわずかに反時計方向に回旋するように下がっていく．

良いだろう．

耳介を後上方に持ち上げることや浅側頭筋を使って耳介を動かすように訓練することなどは変形に抗じる一つの方略になり得るだろう．

2) 難聴を放置することはビジネスチャンスを放棄することかもしれない

難聴を抱える給与所得者の所得についての調査データが Japan Trak 2012 で公開されている（図2）．このグラフから，補聴器を使用している給与所得者の方が非使用者よりも所得が高いことがわかる．特筆すべきは国民全体で年収 2,000 万円以上の給与所得者は国税庁の調査で 0.5％に過ぎないが，本調査での使用者における比率は 3％と著しく高い．補聴器を購入するか否かについては，年収 300 万円の所得層でも補聴器を積極的に使用している層があることから，経済的理由よりも補聴器に対する認識の欠如がより大きな要因でないかと思われる．

使用の有無がビジネスコミュニケーションにおける優劣を生み出し，結果として所得差が生まれているのかもしれない．

なお，給与所得者や個人事業者の場合，補聴器の購入費用は医療費控除や必要経費の対象となることもある．

3) 感覚相互作用を活用したコミュニケーションを図る
○ 非言語コミュニケーションと表情

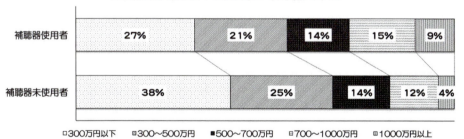

図2　補聴器装用の有無と所得の関係 [1]（一部改変）

難聴を抱えている年収 300 万円以下の給与所得者の割合は，使用者で 27％に対して非使用者で 38％となる．また，1,000 万円以上は，使用者で 9％に対し非使用者は 4％である．非使用者では，2,000 万円以上の人がいない．難聴に対して適切な対処がなされていないと職場内での立場を維持することが困難となったり，高いパフォーマンスの業務をこなすことができなくなっていることが伺える．

コミュニケーションにおいて非言語情報も重要である．相手に伝えるのは，文言のままのテクスト情報だけでなく話者の心理状態（随意，不随意）を伝えることも重要であるからだ．随意にコントロールできる表情筋について以下に記す．

〇 表情筋のコントロール

表情筋のコントロールにおいては，顔面神経の遠心性線維が，顔上半分（おでこ・眼瞼など）を両側性に，下半分（口角など）は片側性（交叉性）に支配する．顔の表情は不随意神経と随意神経の2系統で支配され，前者が「真の笑み」，そして後者が「作り笑い」を制御する．真の笑みは左右対称の笑みとなりやすいが，作り笑いの際は顔下半分を左右バランス良く随意的に調整することが難しい．そのため作り笑いは左右均等ではなく口角のバランスで左右差が生まれる．一方で，陳旧性顔面神経麻痺の場合には表情筋の一部に拘縮が残るため，安静時に左右差のないレベルにまで麻痺の改善を認めていても，不随意に笑みを浮かべる際には麻痺側で不自然な動きが生じる（引きつれた笑い）．この場合は作り笑いと異なり，顔上半分でも左右差が生じる．

耳小骨の最も蝸牛側に位置するアブミ骨に生体で最も小さい伸筋といわれるアブミ骨筋が付着している．アブミ骨筋は強大音が入力されたとき，蝸牛神経→蝸牛神経核→上オリーブ核→顔面神経核と求心性インパルスを上行させ，顔面神経核から顔面神経→アブミ骨筋へ遠心性の反射が生じる．この系に異常がなければアブミ骨筋によるアブミ骨の抑制が持続する．インピーダンスオージオメータを用いた場合，アブミ骨筋反射の閾値上10dBの音圧レベルでそうした変化を観察できる（Relex Decay 検査）．一方で，恐怖や恐れや過度の不安が生じたときに表情筋のこわばりが生じるのは，しばしば観察される現象である．恐怖や恐れによって生じた顔面神経からの遠心性インパルスは，その際表情筋だけでなく，アブミ骨筋にも影響を与えうる．ストレスなど過度に扁桃体に負荷がかかることで表情筋がこわばるが，同時にアブミ骨筋のトーヌス（緊張）も変化するため，そうした心理状態にある場合は一過性の難聴を示す．同様のメカニズムで日常生活における聴き取りも感情の起伏の影響を受けることが想定できる．

〇 咬合・咀嚼ときこえの関係

三叉神経は顔面の知覚だけでなく側頭部や眼球あるいは咀嚼に関する感覚を受け持っている．咬合不正などで安静時の求心性インパルスに変調が生じるとその部位の痛みの違和感としての顎関節症を生じることもある．また耳鳴を感じることもある（図3）．例えば，食事の際に貝殻の破片を予期せず咬んでしまったときのような刺激は時に痛みではなく鋭い耳鳴として知覚される．歯科治療での局所の痛みは，削開するドリル音とリンクしてしまうと脳内では扁桃体がキンドリング（キンドリング現象とは，動物実験において微弱な通常は何ら神経学的な反応をきたさないレベルの刺激で

■高齢者が取り組むべきこと・我々が行うべき工夫

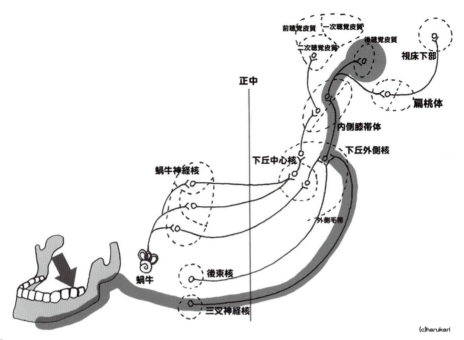

図3　三叉神経系の求心性インパルスが耳鳴を引き起こす経路[2]

Note　音過敏を訴える児への対処法

　補聴器を装用していない軽度難聴児や補聴器を装用している中等度難聴児あるいは自閉症スペクトラム障害児は，音過敏を合併していることが少なくない．黒板に板書するときのチョークを黒板に打ち付ける音のリズムで情動発作やキンドリングが生じうることもある．中枢感作による知覚過敏は，エアコンの風が顔に触れたり，隣席の児の手癖の小さな音がトリガーにもなりうる．

　音過敏は音によってマスキングすることもできる．ただしマスキングで用いる音は，胎内で聴取されていたのと同じ心雑音であったり，モーツァルトの楽曲に代表される1/fゆらぎの含まれる音楽などが選ばれている．また音の提示は，ヘッドホンで両耳からモノラルで聞かせるとか正中の1か所から骨導で伝えることを良しとする教育グループがある（トマティス）[3]．また聴取させたい音声をフィルタリングし胎内で聞いたときのような音にして聞かせるなどの工夫もしている．

　いずれのコンセプトにも共通していることは，親密度の高い雑音（心雑音）や予測可能性の高いメロディライン（モーツァルト）でのマスキングした提示音を左右に移動しないようにモノラルで，正中に音源を定位させて聞かせている．

あってもその頻度が一定以上になるとてんかん発作を引き起こす現象のこと．認知科学や心理学におけるキンドリングとは，通常では過大な負荷とは思われないレベルの情報量で容易に一杯一杯になる，あるいはパニックに陥る状態の説明で用いる．ワインドアップとは，キンドリングした後の脱力あるいは虚脱した状態をさす）し，非常につらい痛みになってしまう．こうした際に肩や背中などをゆっくりとしたリズムでタッピングしたりさすったりすると痛みが和らぐのは，体性感覚＞聴覚による神経変調作用に他ならない．

　咀嚼機能の障害や欠損歯や義歯による咬合不正も三叉神経系関連の不定愁訴を引き起こす原因となる．聴覚過敏，耳鳴，めまい，閃輝・頭痛などの遠因に三叉神経の不調が潜んでいる可能性がある．

　聴き取りに集中できないとき，その背景に咬合・咀嚼のトラブルが潜んでいることもある．

　咬合不全や義歯を使用しないことなどが原因で下顎の歪みが生じるが，これは軟骨部外耳道の変形にも及ぶ．補聴器が脱落しやすい背景にこうした咬合不全が隠れていることもある．

2　高齢者とのコミュニケーションのとり方

コミュニケーションを成立させるためのテリトリーゾーンを確保する

　視力や聴力の衰えは，視覚認知や聴覚認知のエラーの原因となり，対人コミュニケーションでも障害を引き起こす原因となる．視覚情報と聴覚情報を適切に入手するためには，感覚器というセンサーの機能を自身で把握しておく必要がある．

〇 相手との距離

　4,000Hz の聴力レベルが，30dB 未満ならほとんどの状況において聴覚コミュニケーションに障害を生じることはない．この聴力レベルでありながら，聴き取りに障害を生じているときは認知エラー・高次脳機能障害を疑うことが必要である．30dB の聴き取り能力の評価は，電子体温計を使うことで簡単にチェックできる．着衣の下，腋下に電子体温計を設置したときの「ピッピッ」という電子音を聞き取れるか否かがその判断材料となる．30dB 未満の聴力レベルを有していないと，例えば小学校の教室サイズの室内で最後尾の座席に座ると教師の声の聴き取りに困難を生じる．つまり就学時健診における聴力レベルの基準が 30dB 以下を可聴であるとするのは学童が正しく学習するための必要条件ということになる．そのため小児は軽度の難聴であっても早い段階で補聴器を積極的に活用しているが，それに反して高齢の教員の補聴器の活用はあまりなされていない．話声の周波数スペクトルは高齢者よりも小児でより高

周波領域を活用しているから，小児の変化を察知するために成人は積極的に補聴器を活用すべきである．しかし実際には，人口全体でみても補聴器が必要なレベルの難聴者の14.1％しか補聴器を活用していない．小児とのコミュニケーション機会がある成人は本来積極的に補聴器を活用すべきであるが，実情はそうはなっていない．

30〜45dB程度の軽度難聴になると，ヒソヒソ話に参加できない，マスクをしている相手の声だとそばに近づかないと聞き取れない状態になる．サービス業など職種によっては，クライエントに聞かれないように職場内のスタッフ同士での会話が必要な場面がある．また仲間内でのうわさ話などする状況でも小さな声での会話が求められる．しかし，難聴があると大きな声で参加する，あるいは相手に再度大きな声で言い直しをさせるなどの状況が生まれてしまう．そうした事態は，業務の支障や仲間はずれの原因となりうる．補聴器はこうした場面でも有力な手段である．

社会生活上生じる様々なハンディや問題に不安を感じ耳鼻咽喉科医を受診しても医師は業務が煩雑なためか，そうした個別の課題についてまで相談にのることは少ない．難聴を自覚して耳鼻咽喉科医を受診した患者の3人に2人は医師から具体的な対処法や指導を受けていないというデータもある[1]．社会は多様化しており，オージオグラムで示される聴力レベルのみで評価しても問題解決にはつながりにくい．そのため難聴の相談において言語聴覚士の役割がこれからさらに高まるだろう．

55dBを超えると家庭内にあっても孤立を自覚するようになる．しかし，このレベルの難聴の場合，対面でのコミュニケーションや電話の応答などでの不都合は生じにくく，かつ当事者もそうしたハンディを自覚して聞き取りやすい位置をとるため周囲が難聴という問題に気がつきにくい．医療機関での医師との相対でのコミュニケーションも特定の話題に限定されていることや静かな場所での会話であることから難聴という問題として顕在化しがたい．医師自身がそうした特別な状況で患者と話しているという自覚がないために，患者の聞き取りの障害に気がつかないこともある．同居している家族に関する話題が少なかったり，家族への好意的な話題に欠ける場合には，難聴によるコミュニケーションエラーが始まっていることを疑う必要がある．

70dBを超える聴力レベルや語音聴力検査における最大語音明瞭度が50％を下回る場合は，身体障害者福祉法における聴覚障害者に該当する．最大語音明瞭度が80％を超えている場合には，補聴器の装用で良好な聞き取りを獲得できる．最大語音明瞭度が80％を下回る場合には，装用リハビリテーション（以下リハ）を行うことが望ましい．補聴器装用訓練は，聴くための態度に関する指導，そして補聴器を通して聞こえる音をベースとした音韻カテゴリー知覚の再獲得とプロソディの再学習が必要となる．そして，単語レベル・文レベルでの補聴器を通しての学習が必要になる．

○ 聴くための態度（姿勢）を形づくる

難聴であると，聞こえたまま受け止め，脳で理解するのではなく，部分的に聞こえた音を頼りに自分なりの判断（トップダウン）での理解を優先させる「早合点の早忘れ（早飲み込みの早忘れ）」の状態，あるいは聞こえていないために理解できないという意味での「馬耳東風」な状態にある．

聴くことは単に耳を傾けることではなく，相手の表情や口型までにも注意を向ける必要がある．ことばのもつ文意は時にアイロニーを含む隠喩であることはしばしばであるからだ．そうした表現の多くはことばの語尾変化に含まれている（プロソディ）．

聞き取れないことの焦りから生じるトップダウンの傾向に難聴者のパーソナリティが絡むことで，好意的に捉えすぎたりその逆に否定的に捉えすぎたりといった状況が生じる．こうした「早飲み込み」してしまう状況によって聞き取りのレベル以上に聞き間違いを生じることは少なくない．

トップダウンのための処理資源としての脳内言語は，学習や経験から記憶された情報である．既知の情報や過去の経験を主とする会話においては難聴があっても聞き取りの不自由の顕在化はしがたい．一方で，最近の話題や新奇情報を学びながら話題とするときには，音韻情報を正確に聞き取ることができていないために，新奇の語を既知の単語と同義と勘違いしてしまう（難聴による音韻カテゴリー知覚のエラーで同音異義語が増えてしまう）．そうした不適切な検索やマッチングは，聴覚コミュニケーションそのものの継続を困難にする．加齢に伴う全般的な脳機能の低下は，雑音下での聞き取り（スケルチ）が困難になったり，左右での聞き分け（左右分離聴能）が適正に行えなくなるといった事態も引き起こす．

45〜60dBの範囲の聴力レベルの難聴者には，難聴者自身が以下のような行動をとるように指導することが必要である．

① 相手の顔のよく見える位置に座る（立つ）．
② 眼鏡が必要な場合には必ず眼鏡をかける．
③ 相手との距離は1.5m以内，できれば握手できる距離を確保する．
④ ワンセンテンスごとに相づちやアイコンタクトをする．
⑤ 初出あるいは新奇のことばが出てきたら，聞き間違えや言い間違えをおそれずに復唱する．

両耳で音を捉える，視覚を最大限に活用する，相手のペースを自分のペースに引き込む，復唱することで健聴者は意識することなく自然に相手に聞き取りやすいポジションやリズムで話してくれるだろう．

日本人には握手の習慣がない．しかし，初対面の人と握手し，挨拶を交わすことは，相手とのテリトリーゾーン（距離）を最初の段階で縮めることができ，日本的な相手への遠慮や敬意から会話での適切な距離が損なわれるといった問題を避ける意味で有

効な方略である.

○ 音韻カテゴリー知覚の再獲得

乳幼児期の発達過程において,獲得される音韻カテゴリー（音素）の数は40～60個に及ぶ.音素学で認識されている数以上の音韻カテゴリーが脳内に確保されている.しかし,使用頻度の少ない音素は,類似した音素と同じカテゴリーとして知覚されたり,存在そのものを無視するようになってしまう（例えば,日本人は母音に続く子音「流音」を聞き取るような注意を保持せず無視してしまうくせがついているために英語学習で困難が生じる）.

文化的要因や生活や学習の環境によって,使用頻度が低い音素は類似した音素と同じ音韻カテゴリーとして知覚されるようになる.高齢になり難聴が進んだり,退職に伴い会話の機会が減ったり,会話の内容が変化することで,使われない・使わない音素が増えてしまう.高音漸傾型感音難聴,高音急墜型感音難聴あるいは水平型感音難聴のパターンをとる.1,500Hz以下の音素が比較的大きな音圧で発声されるのに対して,2,000～3,500Hz付近の音素は発声された音のレベルが20～30dB程度小さい.そのため実際には難聴のタイプにかかわらず,聞き取りのエラーは「か」と「た」,「ひ」と「し」の異聴や促音「っ」の聞き逃しが主体となる.日本語でのコミュニケーションのみでの生活は流音に対する意識をさらに低下させる.音声の語尾には流音だけでなく情意的情報も含まれているから,相手の話がしっかりと終わったことを確認してから話し始める.相手の句読点をしっかりと意識したことばのキャッチボールを習慣づけさせることは,音韻カテゴリー知覚の再獲得のために重要なことである.

以下に,要点をまとめる.
① 早口言葉を練習する.
② しりとり,逆さしりとりをする.
③ 口型を正確にしっかりと滑舌よく話す.
④ 俳句や短歌を詠む,詩吟などを楽しむ.

毎日1回は,5分程度こうしたトレーニングを行うことが望ましい.例えば難聴高齢者に孫に絵本を読み聞かせる役割を与えるのは,結果として孫にせがまれて繰り返し読むことにつながり,読み手も孫の世話というモチベーションがありトレーニングの持続性が期待できる.

○ プロソディの再学習

音声は呼気が発声器（声門）と構音器（舌,口蓋,鼻腔,口）を通過することによって搬送される音響現象である.肺活量が保たれ,横隔膜や胸廓の動きがスムースでなければ,呼気のコントロールがなされず,音声の制御が難しくなる.長期に病に伏した人の声が弱々しいのは自律神経系の失調（迷走神経の失調）から横隔膜や胸廓のス

ムースな動きを調整できないことにその原因がある．加齢によって肺活量は徐々に減少してくるため，声のハリや力強さが失われていく．残存歯数も少なくなるため滑舌も不良になる．

　歌手の発声法を例に出すまでもなく，音声情報は音韻レベルや単語レベルだけでなくリズムやプロソディは情意的な情報の伝達において重要である．声量や語気，あるいは抑揚といった情意的情報は，非言語的情報ではあるが聴覚コミュニケーションの重要なファクターである．

　難聴になることは，微妙な声量や語気，あるいは抑揚の変化を検知することが困難となる．相手の表情やジェスチャーなどによってそうした非言語の情報を汲み取ることは可能ではあるが，注意を欠いてしまうとそうした情報は見落としてしまうこともある．

　難聴であることはどうしてもテクスト情報・文意にとらわれがちになり，聞き取りの不安を訴える難聴者ほど非言語情報の獲得に対する意識がおざなりになっている．また難聴であるために静かな場所では小さな音量の音声を聞き逃してしまう傾向がある．周囲に雑音があるときと異なり静かな場所での会話は音韻修復が働かず，音が途切れ途切れに聞こえてしまったり，子音を聞き逃したりしてしまい，文節を正しく検知できなくなったり，単語を聞き間違えるようになってしまう．日常的に頻用される単語や文については，音素を明瞭に聞き取るという訓練だけでなく，文レベルあるいは文脈レベルでの音素のエンベロープ*を再学習させることが必要である．音韻のエンベロープを再認識することは，音韻修復のような機能が作用しなくても単語や文を理解する力の向上に有用であると考えられる．

◯ 音読・写経はなぜよいか

　神経系の機能は，その回路が頻用されること，同時にマルチモーダルな刺激となっていることが重要である．運動器を活用させながら視覚と聴覚を統合させること（書くこと，見ること，読むこと，聞くことを同時に行うこと）は学習の効果を高めるだけでなく，既存の神経ネットワークの強化にもつながる．

　ヒトが他の霊長類よりも優れている理由に手指の巧緻性がある．親指と他の指のいずれともつまむという動作ができるのは，霊長類のなかでもヒトだけである．利き腕の巧緻性をきわめて高度にしたことがヒトの言語機能の獲得に大きく関与したと考える研究者もいるように，ヒトの脳機能の活性化には，見ること，聞くこと，話すこと，そして手指を微細に動かすことが重要であると考えられる．

---

*エンベロープ：明瞭な音素列ではなく，単語を形成する2つ以上のモーラを1つの塊（エンベロープ）としたプロソディの一形態．

あらゆる感覚器や運動器の機能向上は，反復学習に依存している．日本に古来からある写経は長い歴史において，日本の高齢者が認知機能を維持するために生み出した作法ではないだろうか．

　視聴覚認知機能を改善させるためには，写経以外に外国語の学習も有用である．外国語の学習を通じて行われる音韻カテゴリーの再構築は聞き取りにくい音を自らが認識するうえで有効であるからだ．補聴器を使って新奇の外国語を学ぶことは，正確な発音を獲得するうえで有効なばかりか，「より効率的に外国語を学ぶために補聴器を使う」というポジティブな装用理由を得ることができるため，補聴器に向かうネガティブなイメージを和らげることができるだろう．聴こえの相談の主たる理由が英語など外国語をより正確に聞きたいとの欲求である場合には，補聴器装用者の欧米と日本との割合の違いを，例えば「欧米の言語は補聴器がないと聞き取りにくいので欧米の人の方が補聴器をつける割合が多い」というような説明をすることで，抵抗感を払拭することもできるのではなかろうか．

○ 高齢者の特性を理解したうえで"きく"力を維持させるために

以下の点を意識した聴く態度の形成を促すことが望ましいと筆者は考えている．

① 句読点を明確にゆったりと話す．
② 相手の目を見て話す（相手に口型が見えるようにして話す）．
③ 握手できるくらいの距離感で会話を始める（55dBゾーン内）．
④ 文字やジェスチャーなど視覚的な情報を常に並列で示す．
⑤ 相手のうなずきを確認しながら次の話へ進む．
⑥ 専門的なことばは，異なる平易な言い回しも併用する（難聴→耳の不調，老人性難聴→加齢による耳（聞こえ）の衰え，高脂血症→血液が脂でべたべたなど）．
⑦ 周囲はできるだけ静かにする，あるいは音楽や環境音をBGMとする．モーツァルトや自然界の環境音などのBGMが会話を邪魔しない程度に静かにバックグラウンドにかかっている方が音韻修復が促され聞き取りが向上することが期待できる．ただし感情移入しやすい曲や打楽器系の音楽は不適切である．

乳幼児の特性と支援のあり方

1 家庭で取り組む課題

1) 新生児期・乳幼児期の難聴児へどう働きかけるか

　まず健聴児の聴覚の発達について今一度整理したうえで，新生児期・乳幼児期の難

聴児へどう働きかけるかについて述べていく.

○ 健聴児の聴覚の発達

コミュニケーションとは,「①聴覚キュー（きっかけ）→②視覚での確認→（③嗅覚による情意的評価）→④視聴覚感覚受容の維持, および⑤視聴覚情報に対するフィルタリング（選択的注意）→⑥視聴覚情報の受容（視覚におけるストリーミングあるいは角回での隠喩の理解など）→⑦受容した情報と脳内処理資源とのマッチング（ミラーリング, 動作性のトレースも含む）→⑧認知・判断・理解→⑨行動（音声や動作による出力）」が相手との関係性のなかで一連に繰り返されることをいう.

新生児期の視力は, 光覚弁レベルである. このためヒトの視覚における知覚が「顔（白い, あるいは明るい3点で構成される逆三角形）」に対して鋭敏である. 一方で, 聴覚の感覚受容は出生時すでに成体と同じレベルにある. 新生児期から乳児期にかけての音韻カテゴリーの形成は, 近接した距離において母親の表情の動きと音声が乳の匂いなどとともに頻回に提示されることで徐々に獲得されていくのだろう. 母親の発する音声と口型を観察することを繰り返すうちに音素の獲得が進み, 40〜60の音素カテゴリーが獲得される. この段階での児の音韻カテゴリーは, 成人が使うような明瞭性はなくスポンジ*である. 単語レベルの学習も同様に獲得された音韻カテゴリーの配列パターンをそのままエンベロープで憶えているものと考えられる. 単語獲得が進み脳内辞書が豊かになると, 聞き取れた最初の2〜5つくらいの音素データであっても音素の確率分布からその単語を最後まで聞かないうちに予測することが可能になる（このことは高齢難聴者が聴き間違えを頻回に繰り返す原因にもなる）.

○ 新生児期・乳幼児期の難聴児への働きかけ

難聴のある場合, 母親の口型を見ることはできても, 聴覚キューを聞き取れない（聞き取りにくい）ために, 視聴覚統合によることばの学習は困難となる. また, 視覚は動いているものに対しては注意が一定時間保持されるが, 静止した情報（静止画）に対しては（よほど条件づけがなされ欲する好ましい情報になっていなければ）感覚記憶レベルの応答しか成立しない. 乳幼児期の絵カードなどを提示する場合, 短時間の提示（フラッシュのように瞬時だけ提示すること）がよいとされるのは, 本来とは関係ない偶然そのときに介入している感覚刺激との不適切な関連づけを避けるためである.

---

*スポンジワード：喃語から明瞭な音素をもつ語へと変化していく過程で生じるあいまいなプロソディ主体の音韻変化で形づくられている幼児に特徴的な発語のこと.

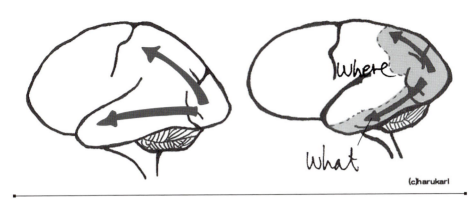

図4 視覚におけるストリーミング
　視覚認知においては，どこ（Where）経路と何（What）経路の2つの情報処理系が関与する．前者を，背側ストリーミング，後者を腹側ストリーミングと呼ぶこともある．

　蝸牛から一次聴覚皮質に投射する系に側副経路は介在しないが，蝸牛から後聴覚皮質に投射する聴神経の系は，顔面（耳介や下顎や胸鎖乳突筋など）や足底（とくに母趾球）などの触覚の求心神経と内側膝状体レベルで伴走し，扁桃体や角回に投射している．神経系の発達は「発火するニューロンは，近傍のニューロンも巻き込んで発火する」ことから難聴によって聴器からの感覚受容が弱い児に対して母親が話しかけるときは，抱きかかえ母親の発声の振動が母親の胸から児の耳介や下顎を刺激するように話しかけることがよいだろう．また，抱きかかえていないときには，話しかけるリズムに合わせて指で頬を触ったり足裏を刺激することでわずかな音の存在を触覚で感じさせることが大切である．新生児期から乳幼児期それぞれの時期の視力をふまえた位置で目と目を合わすようにして，アイコンタクトすることも大事である．目と目が合ったときは発声時の息が赤ちゃんの顔で感じられるくらいのつもりの豊かな声量で口型もはっきりと話しかけることが必要である．風船のようなものを肌に触れる位置に置いておいて音楽を聞かせたりすることで音の存在をバイブレーションとして認識させることも必要である．手指の発達は言語機能の発達に密接に関係があり，とくに母指対立の指位置でつかむことができるようになることが大切であるので，玩具についても児の手のサイズに応じたものをその都度準備しておくことが必要である．

2）文法と生活
　オブジェクトベースのWindowsやAppleのパソコンが登場したときにはその操作に我々は難儀したが，その後OSの大きな変革があっても混乱もなく，マニュアル

> **Note** 難聴が発見された場合の対応の仕方

新生児の難聴有無は,生直後に行われる新生児聴覚スクリーニングによって明らかになる.一次スクリーニング,二次スクリーニングを経て難聴のレベルなどが明らかになる.それぞれの段階での親の不安と親が子に対して行うべきアクションとその意味について考える.

○ 周生期・周産期にリスクとなるイベントがあった場合

出産前に胎児が難聴になるかもしれないリスク(例:母胎の風疹感染など)が発生しても実際に難聴があるか否かは新生児聴覚スクリーニングまでは確認できない.医療者側からしっかりと説明することは大切であるが,単に情報として伝えるだけでは,母親に過度な不安を与えるだけである.通常の一般外来のような場面ではなく,疑問や不安に対してしっかりと説明できるようなカウンセリングの場面をもつことが必要になる.この場合,医師だけでなく,言語聴覚士や臨床心理士や助産師などの専門家も交えて行うことが望ましい.過度な不安を与えるだけになってしまうと妊婦が胎児に愛情を注げなくなることもありうる.医師だけが関わると父権的な接し方のみで終わりがちで,一見よい理解を得ているようにみえても実際には母親が十分な理解を得られていないことがある.

いずれにせよこの時期の課題は,結果のいかんにかかわらず母親が愛情をもって積極的に胎児と関われるように支援することが重要となる.

○ 一次スクリーニングで難聴の疑いとなったとき

スクリーニングとは感度と特異度のバランスを調整し「所見あり」を取りこぼさないことを第一に設計されている.そのため,スクリーニングでは,偽陽性(実際には正常であるけれども検査上は異常)が一定の割合で生じる.偽陽性となる割合は,それぞれのスクリーニング装置のアルゴリズムに依存している.例えば,およそ1~2/1,000の割合で発生する難聴児を発見するために10~20/1,000くらいの偽陽性が発生する.結果として一定の割合で,取り越し苦労的に不安を抱えてしまう親を生み出している.

スクリーニングはあくまでもふるいであって,確定診断のためのものではないが,初産となる母親の場合にはそうした意味を理解できていないことが少なくない.二次スクリーニングで「所見なし」に結果が翻る事例は実際には過半数以上となる.産科でaABRやOAEスクリーナーを実施した場合にその結果や意味をどのように説明したかは,施設ごとに温度差があることを理解しておく必要がある.医学が進歩するということは,それによってこれまで存在しなかった新しい課題や取り組みを現場に生み出すのである.

○ 二次スクリーニングで難聴の疑いとなったとき

一次スクリーニングで「所見あり(偽陽性含む)」となった児は,耳鼻咽喉科を訪れることになる.親にとって児をつれて初めて訪れる医療機関が耳鼻咽喉科となる.母親にとっては瀟洒なマタニティクリニックや産院からいきなり耳鼻咽喉科の外来を受診することになる.耳鼻咽喉科外来では鼻出血や急性期の感染症や悪性疾患や高齢者の医療も扱うため,いわゆる細菌感染症や結核などに児が感染することへの不安をもっていることが多い.二次スクリーニング

を行う医療機関の耳鼻咽喉科外来は，マタニティクリニックや産科病院と密接な関係をもち，難聴新生児を抱える親がいらぬ心配をしなくてよいような環境のもとに母親と児の受診のための準備をしておく必要がある．予約制の外来枠などを用意し，二次スクリーニングの段階での外来初診に時間を確保して，親の不安を和らげる工夫が必要だろう．

二次スクリーニングでも「所見あり」となった場合には，
① ABR閾値検査や定常聴性反応（ASSR）の再検査
② 上記を完全な睡眠下で確認する
③ 未熟児や満期産でない場合は，成長を待ってからの再検査
④ ①〜③に並行して，言語聴覚士などによる発達評価

などを行い生後6か月までに聴力レベルを明らかにし，必要があるケースにはベビー型補聴器の装用を開始する必要がある．

＊補聴器装用による効果が認められないときは，1歳半以降のできるだけ早い時期に人工内耳埋め込み手術についても検討して行くことになる（人工内耳はあくまでも選択的な治療手段であって，医療者側が一律に誘導する主旨のものではない）．

＊健聴な親にとって，難聴児を育てる負担の大きさは計り知れない．そうした親の不安は医療機関からの情報だけで解消されることはない．難聴児をもつ親の会など生活にそくした情報交換の場やお互いが励まし合う場面なくしては，児の健全な発達は促せない．

○ 一側ろう（聾）の場合

一側ろうの発見は2000年以前は就学前健診時であった．新生児聴覚スクリーニングの普及によって今日ではほぼすべて新生児期に発見される．

一側ろうは左右のいずれかの聴力レベルが高度あるいは重度難聴のレベルにある状態をさす．健聴側が30dB未満であれば，児が言語の獲得においてあるいは学業において著しく遅れが生じることはほとんどないと考えてよい．一側ろうの最も大きな課題は，音源定位の悪さと雑音下での聞き取り能の低さにある．一側ろうが問題になるのはもっぱら小学校への就学以降であろう．2007年以降，インクルージョン教育の導入が積極的に進められている．FMシステム，線音源スピーカの導入なども積極的に進められており，そうした支援デバイスが学校に装備されていればほとんど心配することはないだろう．そうしたデバイスが学校に用意されていない場合には，クロス補聴器などを検討することも必要だろう（目安としては学業内容が高度化する頃には装用を検討するのが望ましい）．

新生児期から学童期における発達においては，利き耳の形成・言語優位半球の形成が最も重要である．一側ろうであることは，必然の結果として言語優位半球の形成を生み出す．脳科学的に解釈するなら一側ろうが言語獲得のハンディにはなりそうもないと考える．

第5章 聴こえを保持するための戦略

と首ったけになることもなくそれらを受け入れることができている．それはパソコンの操作性にある種の文脈が保持されているためである．

　幼児期に獲得される言語には視聴覚からの学習だけでなく，「お行儀」や「お遊戯」など動作経験をベースとして文脈を学んでいる部分も少なくない．手指の巧緻性が不十分で書くことが自由自在でない幼児期においては生活様式に根ざした文化の影響を濃厚に受けた「お行儀」や「お遊戯」など動作経験からも文法や文脈を学んでいる．

　日本の伝統芸には，向かい合わせになり，師匠が右手を挙げれば，弟子は本来の舞の振りである左手を挙げるように鏡に映った形で振りを教える流儀（井上流）や江戸時代の寺子屋では指導時に見本として倒書（逆さ書き）したりしていたが，そうした対比をもって教える工夫によって，利き腕の形成を明瞭化させていくことも大切だろう．

3）色彩に触れさせる・クレヨンを持たせる意味

　児が実際に画材として使うことがあるのは，一般的には，クレヨン，水彩絵筆，クレパス，色鉛筆などであろうか．

　樹木の季節の移ろいを通じて色彩の違いや色の階調を認識することは色彩カテゴリー知覚の形成において重要と思われるが，児の発達は季節の移ろいよりも格段に早

Note　ヒトにおける利き手の意味

　高度に訓練されたチンパンジーの写真記憶はヒトよりも優れるが，手指の巧緻性はヒトにかなわない．これはヒトの指は，親指だけが離れていて，他の指よりも自由度が高く他の指と指の腹同士でくっつけることができる（母指対立）からである．このヒトだけに備わった機能によって巧緻性が高まっている．訓練されたチンパンジーはコインをつまみ自販機のコイン入れにそれを挿入することやモニター画面のタッチパネル上の数字カードを指で選択することはできるが，ヒトのように母指対立をすることができない．発達障害児の一部には，母指対立が苦手な児が目立つ．鉄棒にぶら下がることができても，ブランコの左右のチェーンをつかむのが苦手であったりする．出生から幼児期の期間にものを握るという訓練がどの程度なされたかによって，その後の発達に少なからぬ影響がでることが想像できる．利き腕の形成が言語優位半球の形成に影響を与える可能性は，幼少期に利き腕の矯正を行われた児で吃音などの機能性発声障害が生じることからもその関連性が疑われる．6歳未満の児においては，言語獲得という観点からは，両手利き教育や利き腕の矯正といった介入はポジティブでないのかもしれない．

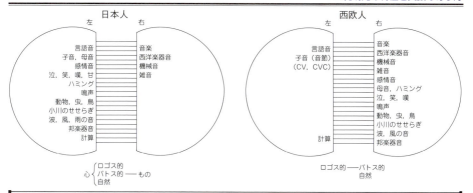

図5 日本人と西欧人の自然音，言語音，楽器音の認知機構の差（角田[4]の仮説）
　角田らによって広く知られている右脳と左脳に関する見解は，近年の脳科学研究によって「神経神話（neuro myth）」の一つとして現在では，否定的に捉えられている．現在左右の脳の働きは，より複雑で個体による多様性があると考えられている[5]．

い．生活において紅葉の色合いの変化や落ち葉の色の変化を日々学習させるように児に学ばせることは，都市生活者においてはかなわぬ願いでしかない．色彩カテゴリー知覚の形成には，64色程度のクレヨンを与えるのが最もよいと思われる．筆圧によって濃淡やテクスチャが変化することも重要であるが，折れやすいクレヨンをやさしくつかむように手指で持つことは，まだ柔らかく力をかけることもうまくない児にとっては大人から見て使いにくそうに見えるかもしれないが，そうした運筆の動きを身につけることでその後の鉛筆などを持つときの手指の微細な動きの獲得がよりスムースになる．

　聴覚によって獲得されるはずの音韻カテゴリーの獲得ができない難聴児には「あいうえお」の音韻別のフォルダをつくる代わりに色彩別のフォルダ形成を促すことがよいだろう．50音に対して特定の色をあてがうことも一つの方法であるが，その対応パターンは児のもつ「共感覚」を尊重することが大切である．クレヨンを把持する手指の動きは，クレヨンそのものの太さと相まって母指対立のできる指づくりにも有用となる．クレヨンは折れたり短くなったりしたらそれほど時間をおかずに新しいものに替えてやること，グリップなどをつけないことが手指の巧緻性の訓練につながる．

4）リトミックと聴覚・体性感覚統合

　新生児・乳幼児期における脳内ネットワークの最も大きな変化は，視器が完成していくことと運動機能の劇的な発達である．生直後に優位であった聴覚・体性感覚統合は，視器の発達に伴い聴覚・視覚統合へと変化することにある．しかしそうした発達

は，五感すべてがバランス良く発達することが望ましい．現代社会は，新生児・乳幼児期であっても，テレビ・ラジオ・スレート型端末などの情報機器に触れる機会が多い．こうした情報端末のなかった時代に幼少期を過ごした脳とそうした端末を介しての情報の洪水という洗礼を受けた脳はとくに視聴覚に関する領域において，これまでのヒトとは異なる脳内ネットワークの活用や構築がなされていく可能性は否定できない．

　幼少期におけるシナプスの刈り込みが完成する時期については諸説あるが，少なくともそれは3～6歳くらいのあいまいな幅をもった期間であると思われる（感覚入力に依存した脳機能発達は，とくに前頭葉機能については25歳頃に完成するといわれており，学習の継続がその年齢まで行われていたヒトは認知症のリスクが少なくなるといわれている）．視聴覚情報が溢れている時代であるからこそ，児に対しては積極的な体性感覚・聴覚の感覚器と運動器の統合を同じように積極的に行うことが必要になっているように思う．情報過多な時代であるからこそ運動器の訓練が幼少期にはより優先されるともいえるだろう．それは神経系の発達が，感覚入力系と運動出力系の相互作用によって強化されるからである．

5）楽器演奏と聴覚・体性感覚統合

　人工内耳装用児が素晴らしい言語獲得をなし得るのに比べると，彼らの音楽的能力は言語のように高レベルには達してない．言語獲得に主眼が置かれすぎていて音楽性に関する療育メソッドが十分に検討されていないことが一つの原因であるかもしれないが，一方で人工内耳による入力の特殊性も関連していると思われる．人工内耳は古典的聴覚路経由で一次聴覚皮質や二次聴覚皮質へとシグナルを送る．人工内耳装用児でリズムやプロソディの理解が苦手な児が少なくないのは，人工内耳が角回や縁上回へと求心性インパルスを上行させる非古典的聴覚路を十分に賦活させることができていない可能性がある．非古典的聴覚路は，三叉神経下顎枝経由の求心性インパルスとも下丘以降でともに上行しその神経の一部は聴覚と同様に後聴覚野や扁桃体に投射されている．人工内耳装用児で合唱やピアノ演奏よりもバイオリン演奏に優れた児が目立つのは，三叉神経下顎枝経由での振動感覚がより豊かな音楽の知覚を生み出すことをサポートしているのではないだろうか．

　リズムやプロソディといった音楽性につながる非言語的な聴覚情報は，運動器や体性感覚と密接に関係していることをふまえて難聴児や発達障害児のための新しい療育メソッドを考えていくことも必要だろう．

6) 言語的優位脳を「創る」ことの意味

　左右の脳をつないでいる神経の束を脳梁と呼ぶ．てんかん患者においてその発作を予防するために左右分離（脳梁切断）を行う治療が行われることがあるが，術後のIQに変化は生じない．一方，先天性脳梁低形成あるいは欠損している児では，てんかん発作が好発し重度の知的障害を伴うことが多い．

　左右の脳機能については視覚研究に興味深い知見がある．

　生後2か月から2歳頃までの立体視形成段階で恒常性斜視（常に斜視の状態）が続くと，それ以降に斜視の手術をしても両眼視差による立体視（遠近感）を獲得することができない．また普段は正常だが時々斜視の状態になる間欠性斜視であっても，長時間集中して注視する作業が苦手，文字を読むのに時間がかかる，行を飛ばしたり同じところを読んでしまう，文字を覚えにくい，手指の巧緻性に欠けるなどの視覚認知障害の症状を呈する．両眼視は立体視に重要であるが，一方で，左右に異なる視覚イメージを提示した場合には左右の視野が闘争し，いずれか片方だけを認知する視野闘争と呼ばれる現象も生じる．

　聴覚の場合も同様で，両耳聴によって音源定位が可能となり，雑音下での標的音の聞き取り（カクテルパーティー効果）も可能となる．しかし雑音下での弁別は両耳聴か片耳聴かでその精度が異なる．両耳聴ならSN比で6～8dBで，片耳聴ではSN比20dB以上で標的音声の弁別となり両耳聴であることは聴能を最大限に発揮するための条件となる[6]．こうした聴覚における音源定位や弁別は視覚同様ワーキングメモリ（前頭葉機能）と密接に関係しており，左右大脳半球のネットワーク形成および前頭葉の発達と相関する．声帯の固有振動周波数（100Hz以上）の言語音声帯域が左大脳半球へ，それよりも低い周波数（99Hz以下）の生物学的領域（非言語音）は右大脳半球へと投射されるために言語的優位半球が6～9歳の時期に形成されると考えられる．道具などを用いて右手の巧緻性が高まることと音声言語の獲得が同時期であるために，結果としてそうした割り振りが生じているのであろう．

7) 褒めることの意味

　感情の状態によって，児が聞くだけなのか聴き入ってくれるか大きな違いが生じる．それは，感情の起伏の影響を露骨に受ける鼓膜張筋（三叉神経）やアブミ骨筋（顔面神経）が，リズムやプロソディを知覚する動的な聴力にまで影響するためと思われる．

　周囲に得体の知れない不安を感じさせる音，例えば，音源が何でどこからかが確認できないような音，不快な音として児が学習した音，痛みや不安を伴って経験した音が重積することで，児は落ち着きを失ったりキンドリングする．

　家族構成や生活様式の変化あるいは地域社会での相互無関心などが背景にあり，現

代の子どもたちは叱られることに馴れていない．叱られ馴れしていない児を叱る行為がプライマー（先行する刺激）となってしまうこともある．

いずれにしても児が笑顔でなければ，そのときの話は半分しか聞き取れていない．子どもたちが皆笑顔で楽しく授業に参加できるようにすることはとても重要なことなのである．このことはもちろん家庭内の両親の態度でも注意しなければならない．両親がともに激怒してしまうと児は行き場を失う．児に対しては両親は役割分担（交互に）をしっかりともったうえで教育的指導をしていく必要がある．

2 医療者はいかに関わっていくべきか

1）一般医の役割
○ 聴力検査の診かた

公的健康診断や職場健診ではほとんどの場合において1,000Hzと4,000Hzの聴力しかチェックしない．1,000Hzをチェックすることでおおよそのことばの聞き取り能力を推察し，4,000Hzは加齢とともに生じる加齢性難聴の指標になりうるが，60歳未満の場合には騒音性難聴のスクリーニングの意味の方がより大きい．可聴最小周波数の音圧「聴力レベル」は40歳以上と未満で正常の基準値が異なる．健診結果報告書には，単に「所見あり」と記載してある場合と「○○dB」などと具体的な聴力レベルで記載されている場合がある．小学校への就学前健診では30dB以内が基準となっているが，これは教室の最後列の席から教壇での教師の比較的小さめの声を聞き取ることが可能とされるレベルである．隣室から声がかかったりすれば気がつけないことが頻回に生じうる状態であることを意味している．職場の環境としてみるといわゆる机が並ぶ事務室において個別パーティション越しに隣席から声をかけられたり，顔の見えない向かい席からの声かけに対して反応し難い状態が40dB前後のレベルとなる．60dB以上であると日常的にはその音はほとんど意識上で処理されることはないが，業務上は，周囲から疎んじられる，自身だけで仕事を完成させることに時々困難を生じるなどの不具合が生じている可能性が高い．

視力障害における眼鏡補正の概念（矯正聴力）がこれら健診には組み込まれていない．そのため，再就職においては，複数の面接官がいるような面接場面では正しく聞き取り回答することがやや困難となることもあるし，就労の機会を得たとしても「聞き取りの悪さ＝飲み込みの悪さ」から就労継続が困難となる場合もある．

しかし，対面での会話で聞こえに関する不具合は顕在化しがたい．口型や表情などの情報を駆使することで55dBレベルの難聴があっても診察室内での医師-患者間での会話で不具合を生じることはない．

聞こえに不安をもった患者のほとんどは，内科などのかかりつけ医に相談するのがまず最初となるが，そうした医師は，対面での静かな室内（しかも事前にある程度話題の方向性が決まっている場面）での聴覚コミュニケーションから聞こえの問題を認識することはほとんどない．その結果，「まだ大丈夫かな」というようなコメントを与えてしまいがちで，そのことが耳鼻科での二次スクリーニングを遅らせているきらいがある．

◯ 内科医はどう対処すべきか

　耳鼻咽喉科には専門医制度がある．耳鼻咽喉科医は，内科医同様一定年限の研修を経たのちに試験を受けてその資格を得る．しかし，耳鼻咽喉科の守備範囲は非常に広い．そのためサブスペシャリティーという考え方から，聴覚に関しては，補聴器相談医と補聴器適合判定医の2つの制度が用意されている．前者は約2日間の研修を受けた耳鼻咽喉科学会認定専門医が取得する資格で，後者は国立障害者リハビリテーションセンターにて約1週間の講習会を受けたのちに筆記と実技に関する試験をクリアした専門医に厚労省が認定する資格である．両者とも皆保険制度上は診療報酬などのコストは発生しないポジショニングである．現在のアクティブな補聴器相談医の実数は，4,000名弱程度，適合判定医は1,000名前後の数で推移している（死亡・加齢に伴う廃業あるいは資格返納が新規参入者と拮抗）．

　「視力障害で眼科医に相談するときは，最低3件のクリニックに相談しそのなかで最も得心のいく先生に従うのが賢明だ．その理由は眼科医の2/3は視力を診ても視機能（視覚認知）までは診ないからだ．」とは浦安市かわばた眼科院長川端秀仁医師のことば（personal communication）であるが，同様の問題は耳鼻科医にも同じようにある．聞こえの不具合の不安で相談した患者に対して対処不要との指導をする耳鼻科医が全体の2/3を占めているからだ[1]．一般的な耳鼻咽喉科医は，多忙ゆえか「聞こえ」を評価することはしても「聴こえ」や「聴覚認知」にまで考慮して診ることを行うのはまれであるからだ．補聴器相談医であったとしても「聴こえ」と「聴覚認知」まで評価してくれるかははなはだ心許ない．

　以上のことから内科医は，複数の補聴器相談医を紹介し，3か所以上で同じ相談をするように患者を誘導することが最善の方略と思われる．

2）耳鼻咽喉科医の役割

　耳鼻咽喉科の診療では，問診および鼓膜所見およびその他の耳鼻咽喉科疾患の除外診断などのプロセスを経たうえで以下のような聴覚検査を行うことが多い（⑨～⑫は質問紙法）．
　① 純音聴力検査

② チンパノメトリー検査
③ 語音聴力検査（単音）
④ 不快閾値検査（UCL）
⑤ 耳小骨筋反射検査
⑥ 親密度別単語了解度検査
⑦ 文レベルでの復唱・文意理解の検査（言語聴覚士によるトークオーバー）
⑧ 他覚的聴力検査〔聴性脳幹反応（ABR），耳音響放射（OAE），定常聴性反応（ASSR），事象関連電位（P300，MMN）〕
⑨ HHIA あるいは HHIE など聴覚に関する質問紙
⑩ 改訂長谷川式簡易知能評価スケール（HDS-R）・MMSE・バーセルインデックス（BI）など意欲・認知機能の評価
⑪ 抑うつや不安などを評価するための HADs
⑫ 耳鳴のある場合には耳鳴による生活の質（QOL）を評価するための THI（tinnitus handicap inventory）-12

このほかにも家庭や職場・学校などでの生活ぶりや学習到達レベルなどについて言語聴覚士と連携しながらつぶさにプロファイリングしていくことが必要となる．

ほとんどの医療機関では①～③までしか実施しない．例えば，耳鏡所見においてツチ骨柄動脈領域の充血を認め，かつ快適閾値（MCL）と不快閾値（UCL）から得られるダイナミックレンジの狭小化を確認できる場合には，不安障害や抑うつ傾向を疑うことができる．

純音聴力検査での平均聴力レベルが 55dB 未満にもかかわらず S57 あるいは S67 語表を用いた語音聴力検査での最大語音明瞭度が 70％以下である場合には，⑥～⑧の聴覚検査や⑨～⑫の質問紙での評価が必要になる．

耳鳴のほとんどは難聴が原因として背景にあるが長期間放置されると，うつ病化して自殺に至ることもある．問診で抑うつ状態を疑う所見がなくても高齢男性における耳鳴の場合には，慎重に対処することが必要である．

3）チーム医療としての補聴器診療

通常，難聴外来あるいは補聴器外来など専門外来の形で患者を受け入れることが多い．その場合，補聴器相談医（あるいは補聴器適合判定医）−言語聴覚士−補聴器技能者によるチーム医療として行われる．耳鳴診療においても補聴器を使用した耳鳴再訓練療法（TRT）などの治療は補聴器外来で行われることになる．医療機関で行うのは補聴器・人工内耳などの適応の有無およびその効果が適正に発揮できているかの確認となる．

耳鼻咽喉科診療の枠組み，つまり医療機関でのプロセスは，補聴器・人工内耳・鼓室形成術など医療の適応がその目的であるから，医療機関のなかで医師側から「手話」の選択に関する提案や「ろう文化」に対するシンパシーが発せられることはない．ろう児の両親もろう者である場合には補聴器や人工内耳ではなく手話のみを選択する場合もあるから，そうした家族構成をとっている場合には医療を開始する前に十分なカウンセリングを行う必要がある．

4）補聴器相談医の役割

　耳鼻咽喉科学会認定専門医のうち所定の2日間の講習を修了した医師は補聴器相談医の資格を得る．資格取得後も所定の単位取得のための講習を受講することが義務づけられている．耳鼻咽喉科専門医約9,000名のうちの約4,000名程度が本資格を有している．診療報酬上のインセンティブは伴わない．

　補聴器相談医の業務は2つある．1つは補聴器の適応がある症例であるか否かを諸検査の結果から評価すること，もう1つは処方されている補聴器の調整された設定値が装用者の聴覚レベルなどに対して最適にフィッティングされているかを確認することにある（ただし医療者側に診療報酬は伴わない）．

　行うべき検査は前述した①〜⑫となる．

　補聴器の適合評価については，補聴器本体の出力に関する評価においては，60dB入力時の出力系の周波数レスポンスと90dB入力時のそれを確認する必要がある．いわゆる周囲の人の声の大きさに相当する60dBでの入力で補聴器からどのような周波数レスポンスが得られるかを確認するもので，この特性曲線はスピーチバナナをカバーしていなければならない．環境における最大レベルを90dBとし，その入力レベルで補聴器本体から125dB以上の音が出力されないかを確認することが主たる目的になる．補聴器は小さな音を増幅する一方で大きな音は圧縮する機能をもっている．現行のデジタル補聴器では90dB以上の入力音は補聴器によって信号増幅しないように設定が可能となっている．周波数レスポンスの測定は必ず「1ccカプラ（疑似耳）」で確認することが必要である．デフォルトの2ccで計測すると最大出力のピークを5〜10dB程度小さく見積もってしまうリスクがある．難聴が高度で大きな利得を必要とする症例では，実耳周波数レスポンスカーブとカプラでのレスポンスカーブの差分から得られる過剰な利得をさらに減じるための工夫が必要になる（手技・技術的詳細は第4章参照）．実耳周波数レスポンスを考慮した補聴器フィッティングは欧米ではスタンダードであるが日本国内ではその普及が遅れており，実際にそうしたフィッティングを積極的に行っているのは実耳特性器の出荷ベースから推測すると100施設もないだろう．

5）言語聴覚士の役割

言語聴覚士の役割には，言語リハ，嚥下リハ，聴覚（リ）ハなどがある．
聴覚系においては，
① 成人難聴における補聴器装用訓練
② 小児難聴における補聴器装用訓練・聴覚口話法による療育サポート
③ 小児難聴における人工内耳装用訓練・聴覚口話法による療育サポート
④ ②③に手話を加えた形の療育サポート
⑤ 構音障害のリハ
⑥ 難読症（ディスレクシア）や APD＊（聴覚情報処理障害）のリハ

などが含まれてくる．

ここでは，難聴外来および補聴器外来における言語聴覚士の役割について述べる．

言語聴覚士が医師と最も異なるのは，対患者関係である．医師-患者関係はパターナリズムに陥りやすい．また医師は，例え耳鼻咽喉科専門医であっても，補聴器を使うか，人工内耳を積極的に行うか，あるいはいずれの手段も選ばないかなどの意思決定は，それぞれの医師の信念に依存する面が大きい．医師側から患者本人や家族に聴覚障害克服のために用意しうる様々なすべての選択肢を伝えられていない現実が現場にある．言語聴覚士の役割は，結論を急ぐ医師の立場に対する対極の「母性」をもってして患者や患者家族に接することではないかと筆者は考えている．現実には，大病院における人工内耳センターのごとく3項のみの選択肢をもってして医療サービスの展開を行っている機関も少なくない．十分にカウンセリングや相談の機会を用意したいくつかの医療機関を訪れた場合には問題は生じにくいと思われるが，いわゆる初診患者のように専門家からのアドバイスを十分に受けないままにネットやメディアの情報だけから受診した場合，医師に対する過度な期待などから，医学的には異なる選択肢も選びうるにもかかわらず医師-患者関係のバイアスが熟考なしに最終決定をもたらすことがある．そうした事例においては，不測の事態や患者の期待感が損なわれた場合に訴訟に発展することもある．

＊APD：「音は聞こえるが意味がわからない」「ことばの意味そのものはわかるが，言外の意味（メタファー，隠喩）がわからない」などと訴える病態で従来の周波数ごとの閾値を調べる検査や単音の聞き取りを評価する手法ではその病態を評価することができない．APDそのものはこれまで学習障害や自閉症スペクトラムの一症候という位置づけで捉えられてきた．しかし，APD単独例もあることから，近年，耳鼻咽喉科や小児科の医師や言語聴覚士らは，伝音難聴，感音難聴に分類されない第3の難聴という位置づけで研究が始まっている．

紹介状のない患者において言語聴覚士は医師以上に重要な情報提供者の立場にあることを認識することが必要となる．

① 臥床や車椅子の時間が大半を占めるなら補聴器ではなくFMシステムを導入したり，車椅子に無線スピーカシステムを備えることで問題の大半が解決されうる．

② 補聴器の機能は小さな音を大きくすることであるから，家族や周囲が耳元で話しかけることをいとわなければ，補聴器なしでも家庭内のコミュニケーションは成立しうる．距離が半分となれば6dBの増幅に相当する．60〜70dB程度の難聴であれば耳元に話しかければ十分に聞こえる．家族がいつも付きっ切りのような環境下にあれば実際には補聴器がなくても困る場面は非常に少なくなる．

③ 残響の解決で聴き取れる可能性もある．APDの要素があると疑われるときは，自宅であってもリビングは吸音効果の高い壁やカーペットやカーテンを選択し，テレビなどの音源は線音源スピーカや面音源スピーカを活用することで聞き取りが容易になる可能性がある．台所のシンク周りからの雑音についても，シンクに重りをおいてシンクから発生する振動を制御したり，カウンターキッチン越しにリビングへそうした騒音が流れないようにするだけで家族間のコミュニケーションは容易になる．騒音源と音声の発生源が同じ場所であれば健聴者でも騒音のなかから音声を抽出することは難しい．洗い物をしながらリビングの家族に話しかける場合には，リビングにいる人にとっては非常に聞き取りにくい状況であるということを理解しておく必要がある．

④ 「ろう者の1割は聴者の親から生まれ，ろう者の親の子どもの9割は聴者である．」「聴者の親は，ろう児が聞こえるようになることを願い，ろう親は児がろう児である（手話を使う）ことを願う．」ろう親から生まれてきた聴児は，CODA（Children of Deaf Adults）と呼ばれる．手話をネイティブ言語として獲得しながら，聴覚言語も話せる．子どもの人工内耳を考えるときは，両親だけでなく祖父母も交えた形でのカウンセリングをまず優先すべきである．

⑤ 不思議なことは，最初からないものはなくてもその不便は感じない．そしてもともとあったものはそれが損なわれるとその喪失による問題は無視できないレベルのハンディとなる．それは中枢と末梢の対応が形成されているか否かによって生じる問題である．先天性の障害をみたとき，健常者の視点を押しつけることは時として間違いである可能性がある．

⑥ 聴覚口話法，手話，人工内耳による聴覚の獲得など新しいものを憶えたり獲得することに対して児の負担が増えると懸念を示す親がいる．しかし，海外で幼少期を過ごした児がバイリンガルやそれ以上に育ってもその児はそのことをつらいとは言わないように，ろう児が手話だけでなく聴覚口話のトレーニングを受ける

ことが負担になることはない．それどころか新しい回路が脳内に形成されることで，脳は今以上に発達することが期待できる．
⑦　前頭前皮質〜前頭連合野の発達は，少なくとも25歳頃まで継続する．仮に幼少期のスタートラインで出遅れたとしても残りの時間をフルに使えばそこには新しい展開が期待できる．

適切なプロファイリングを行うことで，最終的な決定に至るまでの期間であってもその決定が決まるまでの時間が無駄とならないようにするための工夫や対処法を伝える作業は決して医師にはまねができない．

言語聴覚士は，言語・嚥下・聴覚における技術的課題だけでなくこうした情報を十分に蓄積していることが必要である．

6）補聴器技能者

言語聴覚士法制定前，言語療法士のカウンターパートとして，米国におけるオージオロジストに相当する補聴器士としての資格制度化の議論があった．しかし，言語聴覚士と統合され国家資格制度が始まったため，補聴器士の国家資格化はなし得ていない．

工業製品としての補聴器に関する修理や音響工学的フィッティングに関する資格としては公益財団法人テクノエイド協会の認定する認定補聴器技能者がある．認定補聴器技能者の資格は，（財）テクノエイド協会によって定められた養成課程を修了し所定の試験に合格した者に与えられている．

これまで補聴器の販売は，眼鏡店，総合家電販売店あるいは補聴器専門販売店で行われ，その技術的な差異が問題となっていたが，認定補聴器技能者制度の導入により，技能者の在籍する店舗ではいずれの販売チャネルでも高品位の技術サービスの提供が可能となっている．

しかし，認定補聴器技能者自身は，ほとんどの場合それぞれの補聴器販売店などの被雇用者の立場にあるため，クライエント（患者）の利益を再優先する立場ではなく，販売店側の立場に立ちがちである．認定補聴器技能者のフィッティングに関わる行為が，健康保険における診療報酬のように価格が担保されるなどの条件がなければ，利益の最優先を是とするメーカー・販売店と対等な立場でクライエントの利益の最優先や保護を掲げながらの公正なフィッティング行為の実現は難しい．多くの医療機関は，販売店で行われる行為の不透明さをきらい，医療機関へ補聴器技能者を出張させ，医師・言語聴覚士の監督下に一連の行為を行わせるスタイルをとることが少なくない．

医療機関における補聴器外来の運営においては，法人の異なる販売店を2社以上出入りさせること，それぞれの販売店は少なくとも2種類以上の補聴器メーカーから，

■乳幼児の特性と支援のあり方

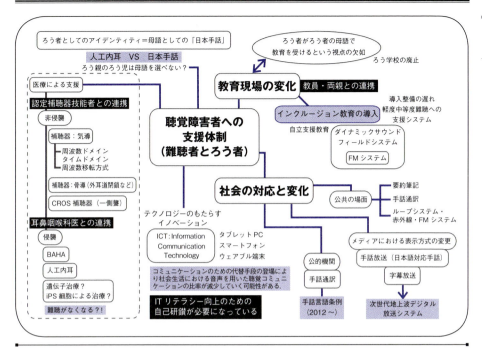

図6 言語聴覚士のコーディネーターとしての守備範囲

　耳鼻咽喉科医の補聴技術は，日進月歩であり，今後のICTの革新は，人類のコミュニケーションスタイルを大きく変革させることだろう．クライエント側は，聴覚補償の手段の多様性や選択肢の多さを必ずしも十分に理解していない．言語聴覚士はクライエントにこうした情報を適切に伝えるコーディネーターとしての役割も担っている．

クライエントが選択できるようなラインアップを用意しておくことを担保しておくことが必要になる．

　補聴器の販売・購入は，販売店とクライエント間で行われるものでそれに関わる金品の移動は原則として医療機関では実施しない（通販，訪問，店舗などで対応）ような仕組みとし，補聴器の選択と購入はあくまでもクライエントの純粋な自己決定権によってなされるように環境を整備する必要がある．昨今，販売店はメーカ直営店化する傾向があるが，公正取引法の視点からはそうした形態の販売店との補聴器外来の業務一部委託の契約については慎重に進めることが必要だろう．

　補聴器価格に適正価格はあってないようなものである．現在超高齢社会に突入している．それ故，医療者側は新製品のラインアップに関する情報や個別の補聴器のスペックと価格の妥当性などについても評価できる知識が必要である．例えば，販売価格には，メーカー希望小売価格かオープン価格のいずれかがとられていることがほとんど

である．しかし，マーケットが一般小売りのようにこなれていない補聴器市場では同じような表示法が実際には顧客目線の制度として適正な競争原理を作用させるようには働いていない．筆者自身も，希望価格の固定化をよいことに店舗がフィッティングに関わる必要なサービスを減らしたり，オープン価格である以上本来市場原理で価格の下落が生じるはずなのに店舗が恣意的に高止まりの価格に据え置く事例などを実際に目の当たりにしたことがあり，医療者側は補聴器販売店の行動については常にピュアレビューしていく必要があろう．

▶ 文献

1) Japan Trak 2012. 日本補聴器工業会，2013.
2) Aage R. Moller 著，中川雅文，尾崎　勇監訳：脳の可塑性―可塑性のメカニズムと神経系の障害―．医歯薬出版，2009.
3) アルフレッド・トマティス：モーツァルトを科学する―心とからだをいやす偉大な音楽の秘密に迫る．日本実業出版社，1994.
4) 角田忠信：日本人の脳―脳の働きと東西の文化．大修館書店，1978.
5) Jarrett C：Great Myths of the Brain. Wiley Blackwell, 2014.
6) Dillon H 著，中川雅文監訳：補聴器ハンドブック．医歯薬出版，2004.

おわりに

　言語聴覚士が国家資格となって 20 年近くが経過しました．病院，介護施設や福祉施設の現場などで皆さんが活躍する姿をみつけることは難しくありません．
　さらに専門性を高め聴覚の専門家として人工内耳や補聴器あるいは学習障害（LD）児などに関わる方も増えてきています．耳鼻咽喉科医である筆者は，言語聴覚士である皆さんが聴覚障害者をサポートする体制が充実していくことをとても心強く感じています．一方で，福祉と健康の担い手，全人的ケアの実践者である言語聴覚士が，最新の医学を実践するキュアの担い手耳鼻咽喉科医に従うだけの単なるテクニシャンになってしまっている現場があることも知っています．
　この 20 年，医学と科学は飛躍的に進歩しました．遺伝学，脳科学，統計学という 3 つの学問はコンピュータサイエンスに支えられ，特に進歩した学問の代表でしょう．遺伝学は出生前あるいは着床前診断を可能にしました．iPS 細胞による再生医学の実用化も間近です．脳科学は神経可塑性の発現メカニズムを明らかにしました．感覚モダリティの相互作用や互換性に関する様々な知見が得られました．脳内伝達物質としての薬剤が開発され，うつ病や ADHD は薬物療法でかなりコントロールできる疾患になりました．埋め込み電極による電気刺激や頭蓋外から磁場を与えることで，てんかんやパーキンソン病や耳鳴の制御もある程度可能になりました．脳科学が人工知能を実現させることもそう遠くない未来でしょう．医学におけるイノベーションはこれからもとどまることなく新しい世界を展開していくことでしょう．医学や科学は，我々が教科書で学んだ学問を咀嚼し身につけるより前にその先に進んでしまう時代になったのです．

　一方，我々のヒトとして生きるスピードは，太古以来何も変わることはありません．『聴覚障害児と共に歩む』の著者である森 美保子氏はそのなかで「人間が何千年もかけてあるいは何万年もかけて，人が生きやすいように社会をあるいはいろいろな生き方のしくみや道具をつくりかえてきた．（にもかかわらず）波のように押し寄せてくる物質文明と情報文明の大河の中で，充分に理解し位置づける余裕もないままに流されるように（それらを受け入れてしまっている）」と情報と科学に翻弄されている我々がヒトとして立ち止まることの大切さを問いかけています．例えば，筆者を含めた耳鼻咽喉科医の多くは医学の進歩に即した医療の実践を行う専門家ですが，福祉や健康や教育について詳しい者はあまりいません．手話を母語とするろう者の社会を知らない耳鼻咽喉科医がほとんどでしょう．ましてや工学や IT 技術の未来を見通せる知識

も持ち併せていません．医学や科学の進歩がより良い社会をつくると信じてそれを医療に適応しているにすぎません．よかれと思い適応しているサイエンスの賞味期限がどれほどなのかは実のところ全く見通しをもっていないのです．医者にせよ補聴器技能者にせよ教育者にせよ，それぞれの専門家は目の前の最新の医学や工学や教育学を信じてそれを実践しているにすぎません．

　一方で，こころのケアに関する医学も同じ時期に大きく変容しました．パターナリズムから傾聴的カウンセリングへの転換のことです．医師の父性的なアプローチによって行われた精神分析療法は傾聴に溢れた母性的な認知行動療法へと変わりつつあります．こうしたカウンセリングのありようの変化は，医学や科学の進歩を，例えば遺伝カウンセラーのような立場としてのサポート体制をつくることによい意味で作用してきたと思います．

　聴覚障害者は，医学や科学が発達した結果，様々な支援デバイスを活用することでその障害をノーマライズすることが可能になってきています．聴覚障害者は，一人ひとり家庭や社会との関わり方も違いますし，どんなキャリアパスを描いているかも異なります．医療の現場にいるとステレオタイプ的に補聴器や人工内耳をまず考えてしまいがちですが，現実にはいくつもの選択肢があります．

　例えば，インフォメーションコミュニケーションテクノロジー（ICT）は，我々のコミュニケーションスタイルを大きく変えました．LINE，FacebookやTwitterのテキストメールによるコミュニケーションは，まるで会話のようにリアルタイムな情報交換を実現させます．今では若者の大多数が，会話で話すようにテキストメッセージで言語コミュニケーションを取り交わしています．一方，「人と人が同じ場所にいて，相手の姿を目の前にして，その場に流れ漂う空気を共有する．それができていれば，言葉は交わさなくても，コミュニケーションは十分に成り立つ．同じ場所にいることで心と心のつながり，魂と魂が触れ合うことができる．（電通報2015.01.30.）」と歌舞伎役者の坂東玉三郎が非言語コミュニケーションの大切さを述べているように，遠隔における情報交換としてのICTは，いずれ目の前の人とのコミュニケーションにも役立つ技術に進化することでしょう．そのとき，人工内耳や補聴器の役割はどのように変化しているのでしょうか．

　聴覚障害者を「病める患者」という視点からではなく，聴こえのハンディという個性をもった個人としてみること．そのひとの健康・福祉・教育・文化（ろう社会との関わりを含む）といったすべての面から全人的に支える．そうした役割が言語聴覚士に求められています．

皆さんが，医学・医療・社会医学・障害者教育などについて広く深い知識と経験をもってしてクライエント主体の支援を実践していくための考え方を学ぶための副読本として本書をご活用いただければ幸いです．

　本書の執筆にあたり貴重なご意見をいただくことができた聴覚障害者の森 峰子（敬称略，以下同），川嶋由紀子，小谷野依久に感謝します．また言語聴覚士の保科卓也，天野京子，井上澄香，澤田光毅の協力なしに書き終えることはできませんでした．そして，コラム「鼓膜所見とうつ」をご寄稿いただきました清水謙祐医師には，貴重なコメントをいただきました．皆様に深く感謝します．
　また，構想から脱稿に辿りつくまでの5年間，あたたかく見守ってくださった医歯薬出版編集担当者に深く感謝します．

　　2015年春　那須塩原市にて

　　　　　　　　　　　　　　　　　　　　　　　　　　　　　　　　中川　雅文

和文索引

あ

アイコンタクト 137
アッシャー（Usher）症候群 78
アナログ補聴器 104
アブミ骨筋 128
アミノ配糖体抗生物質 81
アルフレッド・トマティス 19, 26
アルポート（Alport）症候群 78
アンピシリン 83
曖昧な表現 71

い

イミッション 6
異文化コミュニケーション能力 61, 69
意欲・認知機能の評価 146
遺伝カウンセリング 84
遺伝子検査 77
遺伝性難聴 77
一次スクリーニング 138
一側ろう（聾） 100, 139
隠喩 71
隠喩などを用いた情緒的・間接的表現 71
隠喩の二重性など空気を察する能力 61

う

うつ 112
うつ病 112

え

エピソード記憶 64
エンベロープ 11, 23, 136
鋭敏度 89

お

オージオロジスト 150
オープンフィッティング 105
オノマトペ 120
音過敏症・音恐怖症 102
音韻カテゴリーの獲得 141
音韻カテゴリー知覚 133
音韻レベル 134
音韻修復 51

か

カテゴリー知覚 41
ガントリーノイズ 33
下丘 25
可塑性 117
加齢性難聴 109
家族性アミロイドーシス 85
蝸牛神経 128
蝸牛神経核 22, 25, 128
蝸牛神経形成不全症 3, 56
蝸牛窓 15
改訂長谷川式簡易知能評価スケール 116, 146
外耳 1
外耳道共鳴 4
外耳道共鳴効果 126
外耳道閉鎖 98
外傷性穿孔性中耳炎 99
外側毛帯 27
外胚葉 3
顔細胞 52

学習力 73
乾いた耳垢 3
感覚モダリティ 46
感覚記憶 37
感受性期 36
顔面神経核 128

き

聞こえること 21
聴くこと 72
聴こえること 21
擬声音（オノマトペ） 32
擬態音 32
求心性インパルス 128
球脊髄性筋萎縮症 85
共感をもつこと 72
共感的コミュニケーション能力 61, 72
教育 90
筋ジストロフィー 85

く

クロス補聴器システム 106
グル音 35
空気が読めない 67
空気を読む 67

け

ゲノム創薬 85
ゲンタマイシン 81
傾聴 73
血管雑音 35
健常児 120
言語の敏感期 120
言語の臨界期 120
言語獲得の適応系 36
言語聴覚士の役割 148

言語聴覚士法　150
言語的コミュニケーション能力　61, 66
言語的優位脳　143
言語療法士　150
現代社会におけるコミュニケーション　62

こ

コーダ　59
コネキシン26　77
コミュニケーション　61
コンチャ型　2
ゴーシェ病　85
古典的聴覚路　17, 26, 50
呼吸音　35
鼓室　8
鼓室階　15
鼓膜とアブミ骨底の面積比　10
鼓膜の石灰化　111
語音聴力検査　146
咬合不正　128
後聴覚皮質　112
高ビリルビン血症　82
高音急墜型感音難聴　133
高音漸傾型感音難聴　133
高齢者の特性　135

さ

サイトメガロウイルス感染症　79
三半規管　15
残響　116
（財）テクノエイド協会　150

し

シナプスの刈り込み　96, 142
シナプス効力　40
シミュラクラ現象　52, 120
耳介の変形　126

耳介形状　126
耳管　8
耳垢栓塞　97
耳小骨のテコ比の悪化　111
耳小骨筋反射検査　146
耳鼻咽喉科専門医　147
耳鳴による生活の質（QOL）　146
自動聴性脳幹反応　79
自発耳音響放射　13
自閉症スペクトラム障害児　129
事象関連電位　146
時間遷移分布　11
湿性耳垢　3
実耳特性　7
実耳裸耳周波数利得　16
湿った耳垢　3
手話　91
手話言語法制定　96
周生期・周産期リスク　138
周波数マップ　59
周波数移転方式　105
出生前診断　87
純音聴力検査　145
女性脳　118
小耳症　98
小児高音急墜型難聴　101
上オリーブ核　128
神経インパルス　22, 40
神経可塑性の発現　40
神経神話　117
新型出生前検査　87
新生児マススクリーニング　85
新生児仮死　83
新生児期　120
新生児髄膜炎　83
新生児聴覚スクリーニング（検査）　79, 88
滲出性中耳炎　98
親密度別単語了解度検査　146
人工内耳　94, 108

す

ストマイ難聴　78
ストリーミング分離　31
ストリーム分離　46
ストレプトマイシン　81
スピラマイシン　81
スポーツによる音響外傷性難聴　100
スポンジワード　46, 136
水平型感音難聴　133

せ

声帯の固有振動周波数　143
赤外線システム　107
脊髄性筋萎縮症　85
先天性トキソプラズマ感染症　81
先天性耳小骨奇形　100
先天性真珠腫性中耳炎　99
先天性難聴　77
先天性梅毒　80
先天性風疹症候群　80
先天性QT延長症候群　85
線音源スピーカ　107
線音源スピーカの利点　109
前庭嚢　15

そ

外マイク式　105
外マイク耳あな型　2

た

タイムドメイン方式　104
ダイナミックサウンドフィールド（DSF）システム　49, 107
ダイナミックレンジ　6
ダウン症　87
大脳辺縁系　28

第二鼓膜　9
第1カーブ　5
第2カーブ　5
高いルート　30
単語レベル　41, 134
短期記憶　37
男性脳　118

ち

チンパノメトリー　146
チンパンジーが用いた手振りや身振り　67
中耳　1
中耳腔　15
中枢神経白質形成異常症　85
中胚葉　3
聴覚キュー　136
聴覚コミュニケーションにおけるトップダウンとボトムアップ　48
聴覚口話法　149
聴覚情報処理障害　103
聴覚皮質　28, 59

て

テーラーメイド医療　85
テクスト情報　134
テレビ　62, 119
ディベートの文化の欠如　71
デジタル補聴システム　107
デジタル補聴器　104
手振り　67
低音障害型難聴　102
低出生体重児　82
点音源スピーカ　107
点音源スピーカと残響　109
電子メール　62

と

トノトピー　25, 59

トリーチャーコリンズ症候群　78
ドーパミン神経系回路　34
特異度　89

な

ナラティブ・セラピー　24
内リンパ水腫　12
内耳　1
内耳伝音系　15
内側膝状体　25
軟骨の硬化　126
軟骨部外耳道　5, 125
難聴　112
難聴によるコミュニケーションエラー　131
難聴児　55

に

ニューロン群の発火　40
二次スクリーニング　138
日本語対応手話　58
日本手話　58
乳突洞　8
乳突蜂巣　8
認知　111
認定補聴器技能者　150

ね

ネコの視覚に関する臨界期の存在　120

は

ハンチントン舞踏病　85
バーセルインデックス　146
パスバンド　22
パピルス　64
背側内側膝状体　28
反転授業　48

ひ

皮質-皮質間結合　46
非言語的コミュニケーション能力　61, 66
非古典的聴覚路　17, 26, 29, 112
非症候性遺伝性難聴　77
非侵襲的出生前検査　87
非抱合型高ビリルビンの沈着　82
筆談　90
表皮水疱症　85
敏感期　36

ふ

ファックス　62
ファブリ病　85
プレスチン　12
プロソディの再学習　133
プロソディ知覚　53
不安障害　112
不快閾値検査　146
文レベル　41
文レベルでの復唱　146
文意理解の検査　146

へ

ベビー型補聴器　93, 94
ベント孔　7
ペニシリンの妊娠中投与　82
ペンドレッド症候群　78

ほ

ポンペ病　85
補聴器　90
補聴器士　150
補聴器使用者と不使用者の年間収入平均　127
補聴器相談医　145, 147

補聴器装用訓練　131
補聴器適合判定医　145
補聴器適合評価　18
補聴器販売店　150

ま

マジックナンバー 7　37

み

ミラーリング　59
三つ子の魂百まで　118
身振り　67
耳あな型　1
耳かけ型補聴器　1
耳音響放射　12

め

メニエール病　12
明晴学園　95
面音源スピーカ　107

も

網様体　28

ゆ

郵便　62

よ

要約筆記　90
抑うつ　111

ら

ラジオ　62

り

リトミック　141
臨界期　36

る

ループシステム　106
ルビンの壺　47

れ

連合皮質　30, 112

ろ

ろう児　55
ろう児の環境　56
ろう者　149
論理的コミュニケーション能力　61, 70

わ

ワーキングメモリ　37, 65
ワーキングメモリの機能低下　55
ワールデンブルグ症候群　78

欧文索引

A

aABR　88
ABR 閾値検査　139
APD　103, 121
ASD　121
ASSR　89, 139, 146

C

Children of Deaf Adults　59,

149
CND　56
Cochlear Nerve Deficiency　3
Coda　59, 149
communication　61
communis　61
CRS　80
CX26　77

D

deep fitting　6

DSP　1

F

FMシステム　107

G

GJB2　77

H

HDS-R 146
HHIA 146
HHIE 146

I

IHC 10, 16

J

Japan Trak 2012 127

L

LINE 62

M

MGB 28

MMSE 116, 146

N

NIPT 87

O

OAE 13
OAE スクリーナー 88
OHC 10
OSPL90 7

P

PTSD 64

R

REUG 16, 18

S

SFI 105
SOAE 13
spectral feature identification 105
SSRA 29
SSRI 29

T

TEOAE 13
THI (tinnitus handicap inventory) -12 146
Twitter 62

W

Wiesel と Hubel 120

【著者略歴】

中川 雅文 (なかがわ まさふみ)

1960年　徳島県に生まれる
1986年　順天堂大学医学部卒業
2004年　創進会みつわ台総合病院副院長
2008年　東京医科大学聴覚人工内耳センター兼任講師
2009年　東京医療センター感覚器センター研究員
2011年　国際医療福祉大学耳鼻咽喉科教授

医学博士
日本耳鼻咽喉科学会（認定専門医）
日本臨床神経生理学会〔認定医（脳波分野）〕
日本脳電磁図トポグラフィ研究会（通称 JSBET，理事）

耳と脳
　　　－臨床聴覚コミュニケーション学試論－　　ISBN978-4-263-21534-0

2015年5月20日　第1版第1刷

著　者　中　川　雅　文
発行者　大　畑　秀　穂
発行所　医歯薬出版株式会社

〒113-8612　東京都文京区本駒込1-7-10
TEL．(03) 5395-7628（編集）・7616（販売）
FAX．(03) 5395-7609（編集）・8563（販売）
http://www.ishiyaku.co.jp/
郵便振替番号 00190-5-13816

乱丁，落丁の際はお取り替えいたします　　　印刷・木元省美堂／製本・愛千製本所
Ⓒ Ishiyaku Publishers, Inc., 2015.　Printed in Japan

本書の複製権・翻訳権・翻案権・上映権・譲渡権・貸与権・公衆送信権（送信可能化権を含む）・口述権は，医歯薬出版㈱が保有します．
本書を無断で複製する行為（コピー，スキャン，デジタルデータ化など）は，「私的使用のための複製」などの著作権法上の限られた例外を除き禁じられています．また私的使用に該当する場合であっても，請負業者等の第三者に依頼し上記の行為を行うことは違法となります．

JCOPY ＜(社)出版者著作権管理機構 委託出版物＞
本書をコピーやスキャン等により複製される場合は，そのつど事前に(社)出版者著作権管理機構（電話 03-3513-6969，FAX 03-3513-6979，e-mail：info@jcopy.or.jp）の許諾を得てください．